U0208292

纳兰瑜心

纳兰——

著

山东美术出版社

图书在版编目（ＣＩＰ）数据

纳兰瑜心 / 纳兰著 . -- 济南 : 山东美术出版社，
2021.7（2023.4 重印）

ISBN 978-7-5330-8123-2

Ⅰ . ①纳… Ⅱ . ①纳… Ⅲ . ①瑜伽－基本知识 Ⅳ .
① R161.1

中国版本图书馆 CIP 数据核字 (2020) 第 113168 号

责任编辑：徐　璐
装帧设计：东　岳

纳兰瑜心
NALAN YUXIN

主管单位：山东出版传媒股份有限公司
出版发行：山东美术出版社
　　　　　济南市市中区舜耕路 517 号书苑广场（邮编：250003）
　　　　　http://www.sdmspub.com
　　　　　E-mail:sdmscbs@163.com
　　　　　电话：（0531）82098268　传真：（0531）82066185
　　　　　山东美术出版社发行部
　　　　　济南市市中区舜耕路 517 号书苑广场（邮编：250003）
　　　　　电话：（0531）86193028 86193029
制版印刷：青岛海蓝印刷有限责任公司
开　　本：787mm×1092mm　1/16　13 印张
字　　数：100 千
印　　数：30001-40000
版　　次：2021 年 7 月第 1 版　2023 年 4 月第 4 次印刷
定　　价：58.00 元

目——录

女儿，你是冰山上的一朵莲

不以物喜，不以己悲，铸就了一颗爱所有人的善心，我仿佛看到了她那颗原本脆弱的心灵已被净化为一座透明的冰山，而她就是那冰山上盛开着的一朵最美的雪莲。

女儿，你是冰山上的一朵莲

在鲁东南，有一个美丽的小山村，她北依高大的走马岭，南向宽阔的沐水河，依山傍水，风景秀丽，堪称一块钟灵毓秀之地。几百年来，小村历经坎坷，风云变幻，沧海桑田，但我们老家秉承祖上"忠厚传家，耕读继世"之风，亘古不变。自强不息，坚韧不拔，与人为善，是我的族人的风骨。

改革开放之前，贫穷落后一直是我们这里的主旋律。1977 年 9 月，我和爱人赵春盈结婚，她比我大一岁，没有文化，是一位典型的江北美女。她纯洁善良，勤劳友善。在我的心中，她既是我的妻子，更是我尊敬的大姐。从此，我俩相濡以沫，心心相印，彼此把心掏给了对方。婚后五年里，我们的三个女儿和一个儿子相继来到了这个世界，这给我俩带来了无尽的欣慰与希望。

虽然家境清寒，可我们还是一如既往地供孩子读书。从小学到中学，一直到他们各自考上了自己心仪的大学。从偏僻的小山村走向了大城市，踏上了改变人生的征程。

二女儿纳兰从小机灵善良，活泼好动。村里大人孩子都喜欢她，有事无事都愿和她聊上几句，哪怕相隔几代的老人也是如此。村里人称她是个"活宝"。毕业后，她来到山东电视台实习。一个农村小姑娘单枪匹马，举目无亲，可想她当时的处境是多么的艰难。每到晚上，我辗转反侧，夜不能寐，担心女儿是否能在那里找到自己的一席之地。

四年前，她义无反顾地裸辞了电视台的工作，毅然走上自己的创业之路。她奋斗拼搏，一路披荆斩棘，把自己放到社会大潮里进行无情的洗礼。她走出了自己又回到了自己。知女莫如父。我深知她品尝了常人难以知晓的心酸，读了她的《纳兰瑜心》这本书后，我看到了她二十多年来的人生奋斗和广博的知识积累，她心力有定，思维敏捷，可抚四海于一瞬，观古今于须臾。不以物喜，不以己悲，铸就了一颗爱所有人的善心，我仿佛看到了她那颗原本脆弱的心灵已被净化为一座清澈透明的冰山，而她就是那冰山上盛开着的一朵最美的雪莲。

女儿，父亲希望你和你的兄弟姐妹，和所有爱你的善人永远拥抱在一起，在这条通往彼岸的大船上，撑起那片洁白的风帆，驶向灿烂的明天！

以上所念，是为序。

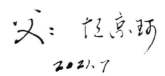

自 序

想把我说给你听

成长，从不因年龄而停止。这条路还有很长，相信我可以一步步走下去，用我全部的真诚和热情，靠近你，治愈你。

想把我说给你听

大家好，我是纳兰。今年 42 岁，是女儿、是妻子、是母亲，曾经是一位传统媒体人，现在是一名文化创业者。

捧起这本书的你，可能是我的至亲，或许是我的密友，也可能，是素未谋面的新朋友。无论熟悉还是陌生，都先说上一声："感恩遇见，谢谢你们！"

下面，欢迎进入纳兰的世界。

两年前偶尔涉足新媒体，让我被更多朋友认识；现在，我以作者的身份用文字来写我自己。在这里，我不是心灵导师，不讲述女性成长，不灌输心灵鸡汤。透过文字，你可以看到一个生活中最真实的纳兰，甚至可以隔空和我对话。我就鲜活地穿梭在这人间烟火里，借助文字将日常的生活和经历为你娓娓道来。你只需要静静地倾听，和我一起真切地感受这静谧且美好的生命时光。

2020 年，舆论的风向以前所未有的友好向女性们示好，站上 C 位的是乘风破浪的姐姐，被人称道的是率真自我的不拘一格，对女性的评价体系打破了年龄与刻板的印象，女性被认可和尊重的维度在扩大。

事情从来都是两面的。在"突围"与"蜕变"这样的特质被渴望和示范时，说明现实中的女性们在彷徨和迷茫，也就是说，我们都在深深渴望变化和成长。

我自己，就是最好的例子。

38 岁，我从体制内做出辞职的决定时，没有想好下一步要做什么，是真正的裸辞。我只知道，我不能继续当时的状态了，那根握在我手里的绳，要勒断了。

不久前，看到一位业界知名的媒体同行写她离职时的原因："我的人生好像都被安排好了，没有弹性可言。大半夜在漂亮的办公室里，只有我一个人默默地吃盒饭，是经常性的事情。"我很理解她，因为那也曾是我的工作状态。

离开，不知道做什么，只知道，生活和生命都需要留白、需要转向了。

离职后，我沉浸下来，给了自己一个长长的空白期。我把日子过到了极简，从精神到物质。也就是在这个时期，过往的经历、积累开始发酵，坚持了十几年的瑜伽突然贯通了我的身心，我开始感受、感悟，对生活中的人、事、物的理解也在一瞬间开始明晰了，这种突然开了"天眼"，手握"定海神针"的感觉，好像传说中的"开悟"。

后来，我开始创业，也慢慢在自媒体平台上分享我的经历和成长。没有晦涩的概念，没有高深的理论，我的所有作品输出的都是我最朴素的成长和感悟，没想到的是，它带领我来到了一个女性身心灵成长的新领域。

我收获了来自天南地北的无数姐妹的喜爱和关注、信任和托付，每次纳兰瑜心线下私享会都让我感慨万千，那些远在新疆、西藏、海南、东北的姐妹不远千里赶来，只为见纳兰一面，和纳兰说说话，这是何等的荣幸和厚爱啊！这就是人间值得。

是她们的真诚和期待给了我上架"纳兰瑜心女性成长线上课程和终身会员"的决心及勇气，经过一年的线下私享会的打磨、测试，纳兰瑜心女性成长视频课于 2020 年 9 月正式上架。令人惊喜和意外的是，短短一个月我们就冲进了抖音全平台 2020 年教育培训类名 TOP100，两个月进入 TOP50，半年时间收获线上会员一万多人，你们的信任才是我成长路上的"第一桶金"。

一个曾经普普通通的上班族逆袭了，很多营销专家来找我取经，也有朋友在探讨我为何能赢得那么多人的喜爱和追随，有人把它分析为"风口"，在我看来，自媒体确实是一条让我被更多人认识的路径，但喜欢我的人，并不仅仅是因为自媒体这条路径，而是我自己站在了自己的风口。

带着所有不确定性出走的我，迎来了柳暗花明，并且是在一个很多人看来早已不会出现人生翻盘的40岁。生活的聚光灯追到了我身上，我迎来自己的高光时刻，我觉得没有理所当然的偶然，就如同我曾经写过的一篇文章：《所有的心想事成都是蓄积已久的水到渠成》，能被人看到的，是资源和人脉不请自来，看不到的，是背后近20年的付出和蓄力。

用10年的时间从146斤瘦到97斤，一个曾经喝凉水都长肉的易胖体质者能够持续保持体重不反弹；在电视台做导演时面试过近20万人，这些人来自各行各业，几乎全是平民草根，最大程度的让他们每个人感到"不白来一场"，把善意给到每一个人……如果说17年的瑜伽练习让我身心贯通，那么，20万的"阅人"经历与我40年来一直匍匐在地、跌跌撞撞与生活交手的心得促成了现在的"纳兰"。

与我聊天时，很多朋友会感叹：纳兰，你没学过心理学，为何能那么敏锐地体察他人之痛，又能瞬时给出直截了当的建议和反馈？答案就是，我输出的是我自己。

张德芬老师是我非常喜欢的身心灵作家，她说过的一段话让我印象深刻："在心灵的领域，如果我不是发自内心写出一些东西，那就会成为所谓的鸡汤，我希望能够把自己内在的经历写出来，对大家有帮助。我愿意把自己走过的这些阴暗面，以及我的挫折我的烦恼诚诚实实地跟大家表露。"

治愈生活的良方，就是保持对生活的热爱。我忠于自己热爱的生活，希望将我拥有的快乐储蓄，与我热爱的你一并享用。无论是日常分享，还是线下私享会，让我愈加清晰了自己的方向——女性成长领域的分享者，这是我的方向，也是我的使命。自媒体是一个平台，让我知道我有能力或者天赋去抚慰和指引更多需要一起成长的灵魂。

从最开始分享简单的瑜伽体式，到现在全平台拥有超过500万粉丝，从线下私享会落地到上架线上视频课程，从最初的年度会员到终身免费会员，长久的输出和陪伴一直是我秉持的初衷和信念。

线上课程上架的半年多的时间里，我收到了会员姐妹的上千封信件。我对每一位姐妹的困惑、迷茫、无力都曾感同身受，所以我把我成长过程中的经验、思考、方法汇集于纳兰瑜心课程中，并一直持续更新，以便让姐妹们少走弯路，近道而行。很多姐妹曾在生活的边缘挣扎徘徊，在迷茫时，遇到了纳兰瑜心的课程，因为和课程的连接，开始了自我探索，从此走上主动成长之路，进而改变了自己的生活甚至人生。

"亲爱的纳兰老师，儿子和我的交流越来越多了，母亲节那天我去看他，他说本来想买花给我，后来放弃了。虽然没买，也是欲言又止，但彼此能感觉到那份爱。谢谢纳兰老师，是您改变了我和孩子，还有身边所有的一切！我只是您万千会员中的普通一员，对于我，您是我乃至整个家庭的再造者！"

"今夜无眠，当我放下心中的怨，我的心是如此的轻松，过去的我不思考，不知道向内求，我不知道自己是谁，想要什么，常常觉得自己很孤独，很自卑。听了纳兰老师的课，现在的我是喜乐的、感恩的，内心是自信富足的。今夜我哭了，好久好久没掉眼泪了，不抱怨，心有了归宿，这种感觉真好。"

"纳兰老师，自从连接了你的课程，我边听课边成长，现在我和13岁儿子的关系越来越好了。"

"纳兰老师，听你的课之前，我感觉自己什么都不是，听了你的课之后，我觉得自己原来如此美好。"

......

这些饱含着热泪和感激的文字，常常让我诚惶诚恐，但我也真切地感受到了她们因成长而获得幸福的喜悦，这一份份的信任和心与心的连接，才是我的"万贯家财"。

德国哲学家雅思贝尔斯说：教育的本质是一棵树摇动另一棵树，一朵云推动另一朵云，一个灵魂唤醒另一个灵魂。我不敢说我在从事高尚的教育，我也只是万千渴望成长的女性中的一员，时代的风口把我推到了这里，允许我陪伴更多的女性一起共同成长，在我，这更像一种神圣的使命和责任感。其实每一个人都是教育者都是成长者，我们都是那棵树，都是那朵云：每一阵风过，我们都相互致意，根，紧握在地下，叶，相触在云里……就像女诗人舒婷笔下的那棵橡树，独立、自由、坚强。读过 500 万粉丝的人生故事，我的成长是飞跃式的，所以，其实是大家在教育我，陪伴我成长。我们都是独立的树，都是自由的云，都是渴望绽放的灵魂，相互陪伴和成就。

成长，从不因年龄而停止。这条路还有很长，相信我可以一步步走下去，用我全部的真诚和热情，靠近你，陪伴你。

感谢大家关注到我，所有的爱与感动我都珍藏于心。谢谢你们的信任、追随与陪伴。

愿常有好事发生，见者有份。

纳兰

2021 年 2 月

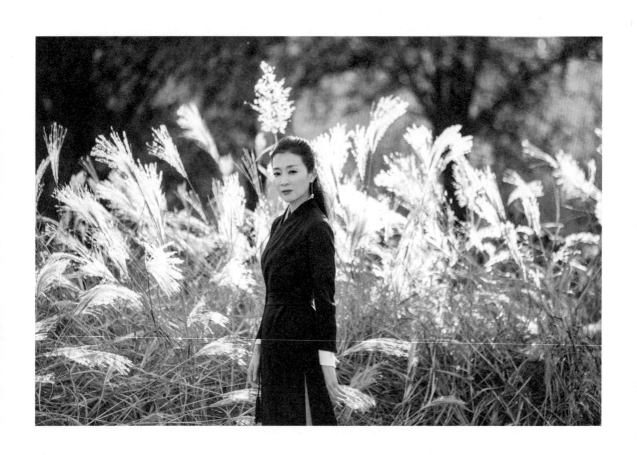

第一章

你要好好的

人生注定是一场孤独的旅程，所遇皆自己；愿你看清生活的真相，依然热爱生活。

一起遇见更美好的自己

每个人都会在不同的人生阶段遇到不同问题，有的人走出来了，有的人陷进去了，每一道"坎"，都有可能会成为人生的分水岭。人们在闯"关"过"坎"的时候往往会陷入绝望，但殊不知绝望也会成为一种力量。我们恰恰会在不断的绝望中产生希望，在不断的挫折中收获成长。每一道艰难跨过的"关"和"坎"都会化作桥梁引领我们通向成功的彼岸，只是过程不尽相同。

我认为，不同的人对成功方法的选择不尽相同，这些选择源自不同的人生阅历；反过来，这些选择也会引导我们塑造未来的自己和未来的生活。过去的经历造就了我们现在的选择，而现在的选择决定了我们以后的人生。那么如何才能做出相对正确的选择呢？我认为心法是一种有效途径。

但练成心法并不容易。

我走了很多路，找到过很多方法，并从这些方法中，窥见了到达目的地的心法。用脚走过的路，并不平坦，用脑走过的路，同样经历了蝶变甚至涅槃。

我儿子曾经好奇地问我："妈妈，你都这么大年龄了，也没多好看，为什么那么多阿姨和姐姐喜欢你呢？"别怀疑，这确实是亲儿子。我对他说："这，才是妈妈真正的魅力。"人长大了，就不能再靠爸爸妈妈给的好基因过生活，真正厉害的人，五官不一定出众，但三观一定要正。

当然，这些只是我从心法中得来的一些小的收获。

我不是专业讲师，每一次面对你们时，我都会激动、紧张，但我总能很快让自己放松。很多人在视频平台认识我，但我从不惧怕在线下与大家面对面交流，或者说，不怕"见光"。因为从自我成长的心法中，我收获了自信。

这一路走来，我结识了很多新朋友，从她们身上，我找到了"一见如故"的熟悉，找到了相交已久的亲切，找到了一种久违的默契。很多人当下的感受，苦闷迷茫，自我否定……我都曾经历过，我们的相遇，是经过了岁月的洗礼和悲欢苦辣的浸润，是思想的进阶，也可能只是持续的瑜伽练习的反哺，我的灵魂最终与大家在某一刻相遇。我敞开心扉，从我的心法出发，抵达你的内心。

从小到大我们读过很多书，想必大部分都忘记了，那读书的意义是什么？这就像我们从小到大吃过那么多美食，你已经记不起小时候吃过什么了，但可以肯定的是，它们中的一部分已经长成我们的骨骼和肌肉。读书对人的改变也是如此。

心法，就像读书。我们用了很多方法让人生变得更好，虽然很多并不一定有用，但在尝试这些方法的过程中，我们终将找到更好的自己。

我练习瑜伽已经 17 年了，但我的很多分享，无论是线上还是线下，都和专业瑜伽没有太大关系。在我看来，瑜伽只是工具，我想传达的是瑜伽带给我的生活、思想上的改变。

　　我的很多改变,借由瑜伽实现,改变是结果,过程和形式并不是唯一的,更不是最重要的。你可以练习瑜伽,可以坚持跑步,可以热爱读书,可以研习花道、茶艺,你可以使用任何一种自己喜欢的方式。即便都是练习瑜伽,也会因为练习阶段和练习方式的不同,每个人拥有不同的感受。当然,也不是只要练习就一定会有收获,初学瑜伽和长期的瑜伽持守者,他们的感受会有很大区别。

　　所以大家不必拘泥于何种形式,只要能让你内心沉静、消除杂念的方法,都能带领你闯"关"过"坎",只不过我选择了瑜伽而已。

　　心法相通,大道至简,但方法和路径可以千差万别。

　　方法是现象。练习瑜伽是我的方法,但我想要传递给大家的是我从方法中沉淀下来的东西——心法。方法是脚走过的路,你每天跑步、逛街、应酬,都是脚走过的路。心法是脑走过的路,足不出户地读书也好,行万里路去体验也好,这些都会使你产生一些对内心、对自然和对世界的思考,这种思考便是你的心法。

　　所以我们要不断寻找可以切入自己人生的方法。任何一种技术和方法,经过漫长的自我修炼、打磨、颠覆、重组,都有机会成长为心法,心法通则万法通。

　　我是一个瑜伽的持守者,当我从漫长的瑜伽练习中领悟出心法,某种程度上说,我的人生就四通八达,没有任何局限和障碍了。

　　但并不是研究 20 年瑜伽就一定会成为导师。把瑜伽或者是把某一个专业的体验渗透到工作、生活、人生甚至生命里,觉知到一定高度的瑜伽士,才能被人称之为导师。

仅仅停留在方法论上，最多只能是一个"技术工人"。你不爱你做的事情，就永远无法跟它连接，哪怕你的技术已经炉火纯青，你的面貌也不会因这项事业而焕发光彩，别人感受不到你对它的爱。你热爱它，你就会因它而闪闪发光。你爱，人们就能从你的眼神里读到它，不需要任何修饰和表达。你对我一点感觉都没有，即使掩饰得再美好，我也能从你的眼里看到平静和冷漠。

艾扬格说，瑜伽即正位。这个理论上的词存在了很久，但少有人真正理解它究竟是什么意思。常有人说体式只是身体层面的，与灵性毫不相关。后来我发现，这是一门给你带来"专注"和"精准"的艺术，而专注于精准的体式表达与你的内在也就是灵性密切相关。你要从内、外、前、后去测量躯体在伸展中与中心面的关系。只有当身体的任何一处都没有过度伸展了，你才能找到居中的精确平衡。

生活中的情绪稳定，和人生中的心态淡然、认知平衡又何尝不是如此呢！

正位自在人心，心是正的，一切都不会过度失衡，这才叫正位。心地纯美、善良，热爱生活的人是不会走歪路的。相反，每天沉浸于高难体式，但心里满怀各种杂念的人，是永远学不会"正位"的。

方法是技，心法是道。

大道至简。心法就是你植根于内心的修养，无须提醒的自觉；是以约束为前提的自由；是为别人着想的善良。不能滋养你心灵的方法，是无法成为心法的。

大多时候，我们的迷茫、焦虑，都是源于对不可知的未来的担忧。我们怕将来的自己不能变得优秀，不能过得更好，不能活成自己想要的样子。但模糊不定的未来正是由无数个清清楚楚的现在构成的。

未来不可期，此刻最真切。与其烦忧未来，不如真真切切地做好当下的每一件小事，付出不亚于任何人的努力。有句话说得很好："大多数人的努力程度之低，根本轮不到拼天赋。"未来的样子，不是空想出来的，而是一步步努力出来的。

当然也要大胆试错，不断探索。无论你把人生规划得如何完美，命运之神无意间一个喷嚏都可能将这些颠覆。但如果不去尝试，知道再多的方法论，也只是纸上谈兵。一个人的身体缺乏锻炼，以后还是可以补偿的；而心灵的理解力与共情则不同，它需要反复的捶打和经验的积累。所谓心得，只有经历过，才能懂得。人类的悲喜并不相通，感同身受，也不过是有感而同。所以，只有那些早早学会将自己的心灵敞开的人，才能够把整个世界包容在自己的心中。

"如果你呵护树根，花朵会自然开放并散发芬芳。如果你呵护身体，心智及心灵会自然成长提升。"当你有心法，你就有了自己的一套处事原则。

请忠于自己的内心，在与人生的苦战中，自己的感受最重要。当你真正找到了内心与世界的沟通方式，你会由内向外散发出一种独一无二的魅力，这种魅力会随着时间的淘洗愈加光芒四射。

作家沈从文曾这样说："我崇拜朝气，欢喜自由，赞美胆量大的，精力强的。一个人行为或精神上有朝气，不在小利小害上打算计较，不拘泥于物质攫取与人世毁誉；它能硬起脊梁，笔直走他要走的道路，我爱这种人也尊敬这种人。"

我一直以此为标杆，努力成为这样的人。

你才是自己最重要的人

端午节回家省亲，遇到隔壁村多年未见的婶子。花甲之年，本该颐养天年的她拉着我的手说："我想到城里打工，麻烦你帮忙找个工作好吗？"婶子揉搓着满是纹路、指节粗大的手局促地看着我："孩子们都成家了，我跟老伴一辈子都没什么话说，我想去城里打几年工，自己一个人过几天想过的日子。"

年近60岁了，想出来打工仅仅是为了过几天自己想过的日子，多么卑微的念头，我的心刺痛了一下。有多少女人，在冗长的时光里弄丢了自己？

我的直播间和私信里，也有很多类似的疑问：老公出轨了怎么办？孩子不听话怎么办？婆媳关系不好怎么办？这些问题都很庸常，少见的是，很少有人问我，关于"自己"的问题。

你原本美丽的名字变成了谁谁的媳妇、谁谁的妈妈、谁谁的员工，自己的人生被寄托在老公，孩子，甚至陌生人身上。走得越久越会发现，这些标签、身份，都不能给你内在的幸福。我是什么样的人？我渴望什么？我讨厌什么？没有人，甚至你自己都许久没有提起，你把自己弄丢了。把你自己的人生寄托在孩子、老公甚至陌生人身上，而自己却经常处于失联状态。到底该怎么成长呢？一切该从何谈起呢？

所以你总是很迷茫，看不到未来，看不到希望，没什么盼头，没什么理想。你不知道自己能为别人做些什么，能在这个世界上创造些什么？

这一切，都因为我们缺乏对自我的认知。不知道能做什么，是因为不知道想做什么，不知道喜欢什么。

认识自己是生命最根本的课题，属于每一个人。为了活得轻松舒展，我们必须回答这个问题。人和人之间的差距，可能出生就注定了，但是最终能改写这些差距的，是认知的差距。认知不同，选择就会不同。

成长的主语是"我"，这一切，都因为我们缺乏对自我的认知。不知道自己能做什么，是因为不知道自己想做什么，不知道自己喜欢什么。

作为一个四十多岁的女性，我中专毕业，农村出身，从小妈妈就去世了，所以我不觉得优于任何一个人，甚至有人会想，这样的原生家庭成长起来的农村孩子，未来可以预见了。但我靠着踏踏实实的努力，打造了自己的事业，赢得了人们的喜爱，我的一切都是自己拼来的。当我从体制内离开时，我从没觉得惶恐。在家相夫教子时，也从没觉得自己是依附于别人，我慢慢发现人生的高度是切实的自我认同感和幸福，跟学历和原生家庭都没有多大的关系。

我始终知道自己在做什么，要的是什么。再世故一些，我有傍身的技能，有面对这个世界的勇气，更有不管离开谁，去到哪里，我都能照顾好自己的自信。

如果我可以做到让你们有些许的羡慕和崇敬，那每个人都有机会站在我的肩膀上，找到更好的自己。

你有没有发现？自觉、自律、自尊、自爱，这些褒义词，都是从"自"我出发的。所有的觉醒，都是由内生发的，自我优化和成长，来自我们自己的主动性和能量，从来不是外因能决定的。

我很喜欢梭罗说过的一句话："我步入丛林，因为我希望生活得有意义，我希望活得深刻，并汲取生命中所有的精华。然后从中学习，以免让我在生命终结时，却发现自己从来没有活过。"

答应我，不要垂头丧气的好吗？显矮。

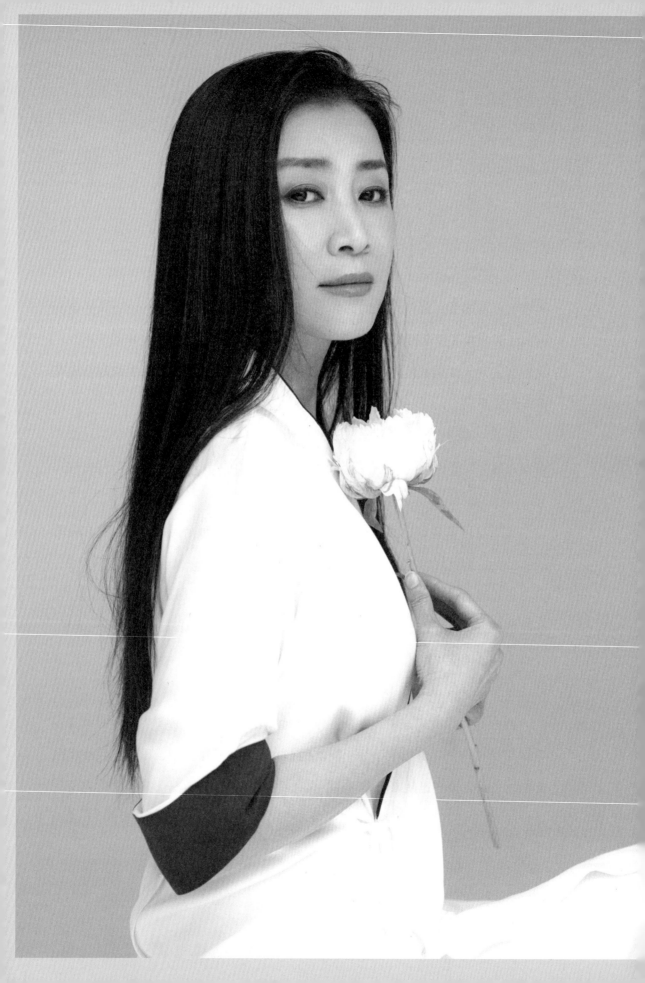

爱自己多重要，我 20 年前就知道

说到爱自己这个话题，就想起远在天堂的妈妈，20 年了，我还是会悲从中来，情难自禁，欲语泪先流。

妈妈，我心口永远的痛！她用生命教会我，一个女人要好好爱自己！

我的妈妈，是一个大字不识的农村妇女。因为兄弟姐妹多，我作为家里老二，很小就被送到爷爷奶奶家寄养，但我从没有怪过妈妈，相反，妈妈在我心里，就是这世上最完美、最优秀的女人！

妈妈虽然没读过书，但是她有着与生俱来的优秀品行。她把为人女、为人儿媳、为人妻、为人母、为人邻友的分寸都掌握得非常好，从不多言多语，情绪十分稳定，从没见她跟谁生过气红过脸。

妈妈嫁给爸爸，我想大概因为她是十里八村出名的漂亮和温柔的姑娘。爸爸有文化，妈妈没有，爸爸有双亲，妈妈自幼丧母，跟着哥嫂长大，所以嫁过来的妈妈姿态很低。奶奶的脾气也不是太好，所以我感觉妈妈总是那个受气受委屈的人，但她从来不说，总是默默做着自己的事情。

妈妈一共生了我们姐弟四个。我从小就是大人们眼中"不懂事"的孩子，吊儿郎当的，用老师的话说就是"聪明，但不用功"。现在想起来，小时候的我就是个大大咧咧的傻丫头，什么事都不往心里去。

唯独印象深刻的两件事，都跟妈妈有关。记忆中的妈妈好像是不会睡觉的，每次夜里醒来，妈妈都在忙家务，早上起床妈妈已经在做饭了，不知她怎么有那么多做不完的事。还有就是总是听妈妈说胃疼，时日久了，大家好像都不会放在心上，好像妈妈的胃疼就是一个合理存在的正常现象，爸爸总是忙啊忙，我们小孩子就更是没心没肺了。那时住在村里，买药要去镇上，买过药，她也不一定能够记得按时吃，好像她也习惯了带着胃疼生活。

最终，由慢性胃病熬成了胃癌，很快就离开了我们。

20 年前，当妈妈离开我们时，我在悲痛难过里突然就感觉自己长大懂事了。那时我已高三，是个大姑娘了。当时，我只是觉得妈妈受了太多委屈，太不珍惜自己，她爱孩子，爱丈夫，爱公婆，谁都爱了，唯独没有爱过她自己。她的善良和爱，隐忍和大度，平和和宽容，我受用终生。但我一定不会像她那么傻！

等我慢慢长大，为人妻，为人母，等我作为一个成熟女性成长起来，我对妈妈的优秀卓越的性格的理解和敬仰，更加深厚，岁月发酵了我对妈妈的爱，她所受的苦，她来不及享受的我的成就，都让我在想起她时，泪水长流，深刻体味到子欲养而亲不在的人间悔痛。

用我长大后的眼睛往后看，我看到人到中年的妈妈，一个人拖带三个孩子（姐姐妹妹和弟弟），一个人种全家七八口人的地，爸爸教书很忙指望不上，所以她总是忙个不停，生怕没有照顾好这个家，经常都不能按点吃饭，得了胃炎，没人管，熬成胃溃疡、胃癌……

在我印象里，仿佛妈妈就是用来胃疼的，不用睡觉的，不需要正点吃饭的……

现在想起来，每每忍不住悲声，没有人关怀的女人，你咋就不懂得爱自己啊？！

所以，这就变成了一个心结，20 年前，我只是简单地思考过，得出的结论是，我不会像妈妈那样只爱别人只关心别人放弃自己，我一定会对自己好点。

如今，我更加坚定的结论是，妈妈很伟大，但是她错了，她可以爱别人，但不能不爱自己。

你都不健康了，命都没了，你还怎么爱别人呢？你若长在，爱才长在，妈妈才在啊！

在我这些年的自我成长里，现在和广大女性朋友的共同成长中，我都特别警醒自己，在我们付出爱的同时，一定要给"爱自己"留足够的空间和自由度。随时关注自己身体和内心的需求是否缺失是否得到满足。

从电视台辞职这件事，也是很多人不理解的。因为从表面上看，领导还是很器重我的，晋升空间还是不错的，作为一个 38 岁的女性，做到频道中层，也很好了。可是，我内心的感觉不是别人眼里看到的，我想了又想，做了权衡，业务上，我不能有新的突破，行政职务上往上走也不是我的目标，职场仿佛就到了天花板，我觉得再待着就是耗费时间和生命。而且，马上 40 岁的我，再不挑战一下就真的没机会了。

加上，妈妈胃癌的阴影一直在我心里，有一次深夜加班胃疼，我就认为自己是不是也会得了胃癌，虽然医生调侃说，你想的美呢，事没做完罪没受完，谁也走不了……话虽这么说，但心里好长时间调整不过来。

这些，都促使我思考和权衡，究竟要怎么活？至少不要亏欠自己的身体吧，至少要关照好自己的内心吧。

走到今天，几乎每个女人都会说，要爱自己啊，要对自己好，爱自己是浪漫的开始……可是，真正的爱自己究竟是什么呢？

在物质上尽量满足自己，该买买该吃吃该喝喝是爱自己吗？是，但这不是爱自己的本质。

仅仅满足欲望是容易的，然而，爱自己，不是爱自己的欲望，而是爱我们自己本身。

爱自己的第一条首先是接纳自己。这一条很多人就做不到。

我出身农村，我个子矮，我鼻子塌，我胖，我不会说话，我不被大家喜欢……所以我怎么都做不好，我什么都做不好，我活得这么失败……我们多少人就这样活在自我否定里越走越远。

接纳自己的出身，接纳自己的相貌，接纳自己的性格，接纳自己的选择，接纳自己的经历，好与不好全盘接收。看到自己的好，学会像好朋友一样和自己对话——

我农村来的。

我就喜欢农村来的，农村人质朴淳厚。

我眼睛长得不好看。

你的眉毛很好看哦，笑起来弯弯的很迷人，你心地善良，是个很可爱的人呢。

我不会说话。

你偷偷关心人，好温暖哦……

身体不舒服时对自己说：别怕，亲爱的，我这就带你去看医生，相信我没大事。

心里难过时对自己说：嗯，你感到自己很难过，是的，这是人生体验的一部分，我们在一起，让我抱抱你吧……

幸福快乐时对自己说：感谢生活对我这么好，我们一起更加努力吧！

就这样，和自己在一起，做自己最深情的情人和守护者，真正独立，真爱自己。

爱满则溢，好好爱自己，才会有多余的爱给孩子、家人、朋友和这个世界。

爱自己还有好多维度，从某种意义上说，这也是个系统工程。我们女性，在这个时代最大的希望就是，既可以独立修行还可以抱团成长，而我，一直在这里等你。

希望你真的懂了，不再为爱别人而忽略自己，不要再让自己受苦了。

所有失去都会以另外一种方式归来

春节前，父亲来济南小住。

有一天，我们在窗前小坐，有一搭没一搭地闲聊。我说："爸，我觉得老天对我太好了，给了我太多太丰厚的东西，我感觉自己一直在得到。"老爸沉默良久，好一阵子才深沉地说："你哪是一直在得到啊，你现在得到的，不都是你用失去换来的？"

父亲的话，像一道光，照亮了我的过去，让我陷入沉默。

父亲很少用这么文绉绉的腔调说话。他一介乡村教师，教书育人一辈子，为人低调，但他通读四书五经，博古通今，他的知识储备和人生智慧向来令我敬畏。我们父女俩，就像一般的传统家庭一样，不太善于表情达意，从不互相说爱，对彼此的关爱都是尽在不言中。

那些年的我忙碌、忙乱，为了工作几乎"抛家弃子"。四年前，年近四十我又选择了裸辞……我这大起大落的生活，即便自己再淡定，但为人父母的，尤其是父亲，他心里不知有多担心，但他不会说，他就默默看着。

到今天，他看到我开了公司，事业风生水起，而我，在他心里永远都是那个傻丫头，好了伤疤忘了疼。父亲的话外之意应该是："你不心疼你自己，我还心疼我闺女呢！"每念至此，我的眼睛就湿润了。我怎么会忘记呢，我只是不想让您担心，我只是想让您看到我今天的好！

我曾经有一个视频，很简单，时长六秒，配图就用了一张我的个人图片，文案配的是：你所失去的，都会以另一种方式归米。你才是自己的施主，终会化到自己的缘……

我知道，这简单的一句话，一定会戳中很多人的心，我跟老公说，我预感会是一个高流量作品。他断然不信！但事实是，这个六秒的作品最终阅读量超过500万。

一句简单的文案背后，是无尽的辛酸和隐痛啊，相信看过的人都懂。

回想我十几年的电视台工作生涯，真的像头老黄牛，从不敢懈怠，早出晚归，拼尽全力，却换得满身伤痕，所以我年近四十选择裸辞，也隐含了我中年追梦的决心。我知道久留的结果一定是：不是你的，你怎么努力都够不着。

常年在外录制节目，家里完全顾不上。父亲、爱人、孩子，我都陪不了。

儿子交给阿姨带。有一次，老公和我都出差，傍晚时分，阿姨打来电话说，孩子发烧到39度，而我，远在威海的深山录制，连末班车都赶不上。崩溃的我，四处打电话，姐姐和弟弟妹妹分别从三个方向往我家跑，弟弟先把孩子送去了医院，打了针，退了烧。我第二天马不停蹄地赶回家时，孩子已经退烧了。

推门而入，儿子在沙发上玩小汽车，我叫了一声"子墨"，眼泪就下来了，他那么小，那么无助。可是，儿子的反应更令我心碎，他先是看到我眼睛一亮，转瞬又目光黯淡下去，没叫妈妈也没理我，而是转过头去自己继续玩汽车。他想说什么？也许，在他幼小的心里，想着，反正你一会儿就又得走，我不高兴！

因为，这样的事，早就不是第一次了。

还有一次，儿子做了个小手术，我陪了他一宿，第二天天不亮就收拾行李出发去了录制现场。心怀愧疚的我跟同事聊起来，他说："姐，你回去吧，你觉得离了你地球不转了吗？离了你这个节目就能不录了吗？"可是，做好该做的事不就是职场人最基本的责任和操守么？！

我知道我没那么重要，但是我就是那么一个人，要强，而且自己的责任不敢推卸，从不愿意落人口实。所以我宁愿硬撑，把所有伤痕都留在心底。

当我回顾我这卖命般的十几年，究竟是得到还是失去，从人生阅历来说，当然也获得了许多积淀和成长，但对个人心灵成长来说，我没有获得感，有很多缺失感，没有被认同，没有被看见，相对今天的满足感和自由感来说，那是一段令人心痛的失去的岁月。

相反，在繁重的工作之余，我坚持练习瑜伽，获得的身心灵成长，帮助我度过那些难熬的日子，并且助力我做了勇敢的选择！

年近四十，除了会瑜伽，我一无所长，裸辞，离开体制的保护，从此江湖深远，我该何去何从呢？但其实，走出来的那一刻，我非常轻松，没有担心，总觉得，总有属于我的东西在迎接我的路上，我不急。

其间，我给朋友公司做总监，帮闺蜜做加盟运营，也有朋友约我一起做别的行当，我都曾起心动念，但命运的美意早在冥冥之中做好了安排。不经意的几个文创项目落地，几次独立制作人体验，短视频的莫名走红，独属于这个时代的机会，向我抛出了橄榄枝，给了小小的个体一个表达自我的机会，也给了我一个重生绽放的机缘。

我开始被看见，被认可，被推上时代的风口，原来，一个充盈的丰富的生命，就是该注定成为这个时代的弄潮儿和主角儿，我生命里那些缺失的，正在一点一点被填满，被丰富，我得以继续成长。

所以，我对父亲说的那句话，是完全出自真心，我真的有那种感觉——当我走向你时，原本只想要一棵树，你却给了我整片森林！我内心对这一切都充满了感恩！

这种感恩，让我不敢懈怠，唯有努力去做，用心回报，诚意出品，回报亲人、友人和这个社会。

感恩，本身就是一种极富有能量的心态，我的生命因此进入一个良性循环，工作依然忙碌，但身体和心灵都特别自由，我可以在任何地方工作，可以陪着父亲乡间居住，也可以陪伴孩子作业、旅行，这都不耽误工作。

我深知，我这一切的得来，都跟瑜伽相关，瑜伽是我的信仰，此生不渝。

如果说，所有的失去，都将以这样圆满的方式归来，我，明明知道世间万事万物的缘起缘灭都有定数，所以，当父亲提醒我时，其实也在示意我，如果失去这一切，也要有充分的心理准备，坦然受之。

是的，在任何人生的高光时刻，都要保持清醒和理性，不可忘乎所以。敬畏自然法则，这是这么多年的练习和生活教给我的。

所以，得到和失去，我从来无惧！希望，你也是。

真正的富有是心中有爱眼里有光

我从两岁多就被寄养在爷爷奶奶家里，一直到初中快毕业才回到父母身边。

对于一个从小就在老人堆儿里长大的孩子，我大约天生就比别人更早懂得了生老病死这些生命课题的意义，即使不真正懂得，但留在心里的烙印，也为我今后的开悟撒下了早慧的种子。

我的爷爷18岁参加革命，参加过辽沈战役、平津战役，21岁就英勇负伤双目失明。所以，打小我就是爷爷的拐杖，我就像爷爷的影子，他在哪我就在哪。我不知道爷爷黑暗的世界是怎样的，但是，能够做好爷爷的拐杖，体贴他的想法和愿望，这是我内心最早的善良和悲悯吧。

我后来时常想，看过的好多电影里，师傅要选个能够传承衣钵的弟子，经过考验，总是选择那个看上去比较愚笨但是心地善良的弟子，看似精明能干的大多不能被选。而我，大约就是那个没有师傅但是善良愚笨靠自我最后觉悟的弟子。

不论是陪伴爷爷的日子，还是后来长达17年的职场岁月，我都在用我的善意，甚至不惜伤害自己，去体恤这个世界，悲悯我看到感到的一切。

从小被寄养在老人身边，工作时不被看见和善待，这些看似平凡的经历，在当事人心中，可能就是天大的事。那些被忽视的心灵之伤，我想，我绝不会让我身边的人感受。

有人说，苦难的经历在不同人身上会产生不同的结果，有人因苦更仇恨社会和世界甚至他人，而有慧根的人却会更加慈悲和温柔，更懂善待周围的人。毫不谦虚地说，我就是后一种。

我在电视台坐在面试导演的位置上，做平民选秀节目那八年，每天要面试和淘汰海量的参赛人员，我知道我们一个简单的"你不行！你没被选上！"可能就葬送了一个人一辈子的梦想，想到他们好多是农民，和我农村的亲人一样，辛辛苦苦舟车劳顿盛装赶来，充满了期望，我不想做打击他们的事，我总是第一时间把我看到的出色的地方指出来，告诉他们，十分感动他们为梦想的坚持，希望他们继续努力，这次不行还有下次，输，也输得坦荡大气，绝不垂头丧气。

八年里，我面试过大约 20 万人，参与过 20 万人的梦想和人生，是平凡甚至有些平庸的他们，成就了今天的纳兰。你用心对待过的每一个人，都会用心回报你，你应付人生，人生就会应付你。但，好事做得多了，善念积累得多了，智慧、福报和财富自然也会随之而来。

我辞职离开电视台，是带着 20 万人给我的财富离开的。我想，这就是我闯荡江湖的资本。心中有爱，眼中有光，什么都会有的。

当我开始创业，跟随我的第一个人，是我的助理淑娴。她当年是学校最优秀的毕业生之一，被推荐给我时，她已经跟某电视台签约准备去上班了，但见过一面后，她坚定地选择了我，我对这份毫无条件的信任和支持十分感动。如果说创业时有什么压力，那就是我不能辜负淑娴对我的信任，我一定不能让她失望。这或许是一个多数人看来幼稚的念想，但是于我却不一样。

事实是，淑娴实习期还没过，就月薪过万了。我在培养和对待她的方式上，也绝没有一般职场的假惺惺，尤其不希望她像我当年一样被忽视被冷落被雪藏，我希望以最低成本的方式让她快速成长，事实证明，她配得上！

这个时代最大的自由，就是我能够选择自己的职场，构建属于自己观念的生态圈。创业后，我就按照我内心对世界的感觉，我这些年获得的价值观来重构这一切。我总相信，爱和慈悲才是最大智慧，带着这两样东西，无往而不胜。

淑娴和我身边越来越多的小伙伴，她们深深理解和接收到我的观念、信任和能量，她们自发做好自己的事情，根本无需我的管理。我也总是掏心掏肺地跟她们讲我所做的一切，我在开悟别人的同时，没有落下她们，也不能落下她们。

我相信，所有的相遇都是彼此成就。我爱，我慈悲，我照亮别人，也被别人照亮，我们眼中都有光。

到今天，我在抖音平台转化的会员已经上万，这个数据在大 V 那里都已经

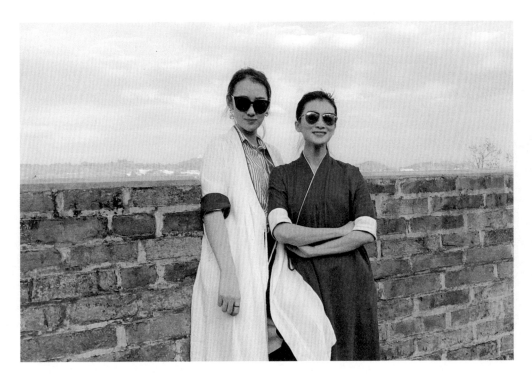

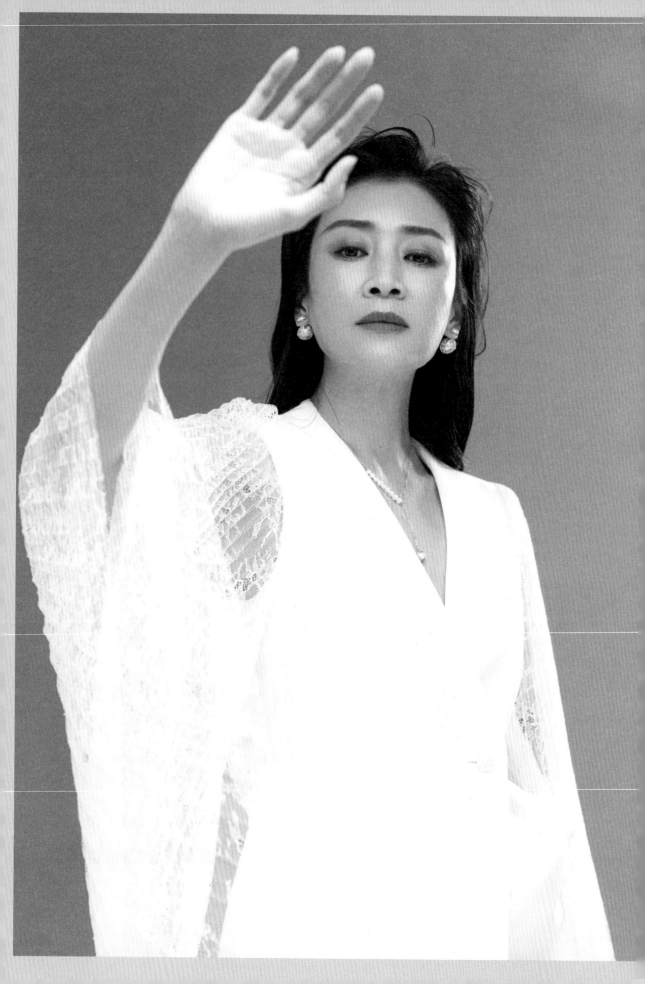

非常优秀了，我和大家一样感到非常惊奇，纳兰成功的诀窍究竟是什么呢？

我从不藏着掖着，我把我外在的成绩和方法、内心的历练和成长，毫无保留地分享给大家，我的线上课程卖得非常好，但是，大家还是要来线下参加现场沙龙活动，我也仔细分析过大家如此狂热追随我的原因，真的没有什么诀窍，只是心中有爱，有慈悲，有同理心，懂得别人的苦，接纳大家的痛，一起找到自我救赎的方法和道路。我百分百地拿出真心，我的会员姐妹们也给予我百分百的信任和支持。

在每次的沙龙活动中，我能够清晰地感觉到，近七成的会员是确实遇到人生的难题，希望获得救赎和帮助的，另有三成左右是想来看看我怎么做，如果觉得好就想和我合作的。这三成人里，有许多的社会精英，女企业家，她们本已非常优秀，但依然好奇。

到了现场，往往那三成优秀的女性最不容易打开自己，仿佛穿着优雅的但厚厚的铠甲，自己卸不下来，只能旁观别人虽然痛苦但鲜活的生命在沙龙活动中绽放、重生。

有位想来和我合作做城市讲师的优秀女性，与我同龄，在沙龙现场和大家分享时说："我决定放弃跟你合作了！因为，你能做到的，我还差很远，我先做好我自己！"

那么，我能做到的什么是她做不到的呢？我想，还是爱和慈悲，绝不愿意放弃和错过每一个遇见苦难的生命！如果看见你的痛，我决不能做到坐视不管。

记得有一次沙龙上，有个年轻的女孩，戴个帽子帽檐压得很低，大家交流打开自己，她在两天的时间里一直都没说话，我注意到她，但我不想打搅她，我想，她最好是自己打开自己说出来最好。结果，在沙龙马上要结束时，她才站起来说有话想说，但是，她拿着话筒的手和身子都颤抖个不停，我的心很痛，这孩子，受了多少伤啊，鼓了多么大的勇气啊。要让她在这么多人面前打开自己真的太为难她了。于是我留下她，等沙龙结束后，单独跟她进行了推心置腹的交流。

虽然，她的伤，在我们久经沙场的过来人眼里也许真算不得什么大事，都是来自家庭的一些厚此薄彼的内伤，但，对她来说，就宛如世界末日。我必须接纳和共情到她的无助和绝望，并且提供力所能及的帮助。因为在同一个城市，我邀请她没事就来公司玩，也可以来实习，共同成长。她非常感激，离开时明显放松和打开了很多。

就是这样的，我付出爱和真心，感恩善念的积累，带来源源不断的生命之泉，至于滚滚而来的财富，那都是附加值。

当财富自由后，我们更应该认清财富的本质，超越金钱的束缚，这就是为什么有人说，最大的企业家就是慈善家。因为，追求财富的终极，一定是与人为善，博爱世界和众生，获得内心的宁静和幸福。

你见过眼睛光盯着钱的人眼里有爱的光芒吗？没有，只有贪婪之光。

而这些年的经历告诉我，这么多的姐妹相随警醒我，唯有超越自己，心中有大爱，眼里才有真光华，你的世界，才是真正富足的。

孩子是爱不坏的，这个世界也是爱不坏的，希望，就在我们心中。如果你不知道怎么和周围的人以及这个世界相处，那就去爱吧，不会有错的。

因为爱和善，我们会赢得全世界。相信我，没错的！

我爱，这平静的生活

下雨的周末，安静，平静。

已经多年没有安享过一个周末，所以，哪怕只有半天的闲暇，于我都是极美的。

孩子一大早就去打球了，我也在书桌前坐了下来。

整理沙龙笔记、复盘课程内容，一气呵成。

一个人吃了一碗清汤面，看书，喝茶。

虽然读书不多，但是阅读的习惯已有十年之久了。越学又越觉得无知，你看到的越多，你看不到的就越多；世界太大了，物质世界走不完，精神空间更是无垠，只恨人生易老。

我习惯并且格外珍视这样的一个人的平静。在属于自己短暂的时间里，阅读，思考，听雨，观花，沐云，做一切自己喜欢的事。

没有争吵，没有爱恨，没有恐惧，没有心痛……

生活的大是大非，大风大浪，都没有。有的，只是小忧虑，小担心，小轻愁，小确信。

大抵经历过生活重大考验的人，才会格外珍惜这平静如水的日子吧。

只要我们还在这人间，平安无事，就什么都不值得去较真了。

所有焦虑的事情都不想，让事情按照它自己的逻辑和脉络去发展。

当你的眼里、心里装满了一树花开、一叶飘零，能从细微处欣赏一切，生活就不能把你怎么样。

过晌，孩子才回到家，我下楼，淋着毛毛雨去买了花蛤、青椒、卷心菜，做一碗海鲜面，做两道小菜，我们娘俩有说有笑，吃得干净又健康。

厨房，曾经是我最讨厌的地方。

35岁开始，深深的懂得了平凡才是生活唯一的答案。就像歌里唱的"是谁来自山川湖海，却囿于昼夜、厨房与爱……"，深谙那种境界。

每次吃了饭洗碗，我都要在厨房捣鼓很长一段时间，就是慢慢洗碗，把每一样器具擦洗干净，把灶台柜面都喷洗干净，或用钢丝球，或用刷子或用小铲刀，不让油渍积垢留下来……

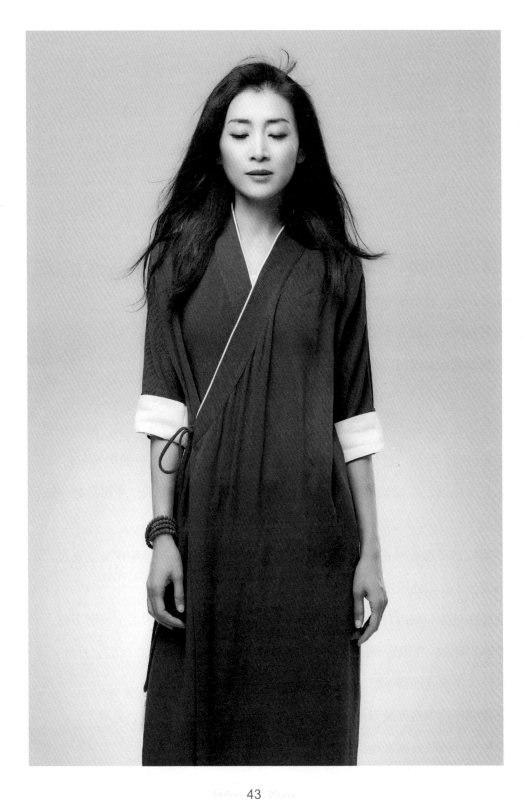

操作台的一角有一个精致的小音箱，一边忙着手里的活计，一边听着喜欢的书或者音乐，慢条斯理，不紧不慢，甚至有些故意磨蹭。

有时候担心，这会不会变成一种强迫症？不过，还好。

我只是觉得，那时，内心平静，人也安然。

我从不追剧，离开电视台之后也有大几年不看任何综艺节目了，那些令别人喜欢的热闹于我是一种聒噪。如此，在家里的时间虽少，却格外的饱满和充裕。给父亲打个电话，在姊妹群里调侃几句，没有鸡飞狗跳的周末，才想得起来做这些事。

平静的日子像安静的海，无垠，辽阔，小波澜微起，有海鸟在海上飞过，有云朵飘过，有阳光照过，有细雨洒落过……

我爱这平静如水的日子。生活，就像一条遥远的河，远远看去，波澜不惊，只有曼妙的身姿，在原野和山间穿过。静水流深，故事，都沉没在河底，河面上，云淡风轻，什么痕迹都不留。

愿我们在鸡零狗碎的日子里，能够时不常地保持这样的平静，就够了。

希望这样的时日越来越多。一边努力，一边等待。

一个女人最好的年龄在何时

大约十年前，我还在 30 岁的年纪。

当我从三个月的全职妈妈的角色里出走，重回职场时，我迸发出极大的工作热情，这份热情足以抵御一阵子初为人母的慌乱与不安。那时候，我就有种大彻大悟的感觉，感慨真是三十而立，四十而不惑啊，好像自己真的什么都明白了，不纠结了。

上班时热爱投入，回家时全心照顾孩子，父亲身体尚好不用担心，在各种角色中，保有自己的生活和节奏，从未奢求过绝对的平衡，觉得这样挺好。

如今，在我的沙龙和直播中，也遇到了许多和我一样的女子，都是四十岁左右，活得通透带劲，谁说女人四十岁就老了，四十岁才是女人最好的年龄。活得明白，能力和资源唾手可得，不像二十多岁时的懵懂、迷茫和不知所措。

40 岁的年纪，虽危机重重但恰是开悟的大好年华！

生活就这样，整天在上演着催人恍然大悟的戏。

女人的一生，就是渐渐成熟、不断成长、不断寻找自己的过程。

20岁初涉世事，青涩懵懂，朦朦胧胧中寻找人生的方向，磕磕绊绊，许多迷茫，关于友谊，关于爱情，关于人生与未来，总是在遇到一些人和事之后，貌似有了一点清晰的选择，会有阶段性的顿悟。

20岁的顿悟，带着青春期的绝对和幻想，20岁会遇到新的挑战和质疑，女孩，就在这个过程里，渐渐走向成熟。

20岁的年华里，会遇到工作方向的抉择，也会遇到爱情和男人的"诱惑"，人生许多未知和可能都在此时展开，年轻，什么都可以尝试，对未来也充满期望。

那是长发飘飘的年龄，都是如丁香一般的姑娘，那是美好纯洁清新的20岁！

20岁，初遇真爱，为他放弃一切，而他为了前程抛弃了你，所以你匆匆草嫁，走向婚姻，开启麻木不幸的一生。

20岁，为了前程远走他乡，四处漂泊，在一个遥远的城市与一个男人相遇，成家，有了孩子。

那些刻骨铭心的事，那些全心全意付出过的情感，真心真意爱过的人，都在这样的年龄出现，幸福和悲伤，都轮番上演，成为一生情感的底色和记忆，永不会忘记！

鲜花般的年纪，作为女人，不是最好的年华吗？当然是！

30岁，大多数女人已然经过婚姻，初为人母，陷身家庭、婚姻、工作、孩子、社会的种种纠缠和纠结中，初尝人生不易，开始学乖，开始学习怎样与这个世界和平共处，亲密关系，亲子关系，家庭和社会关系，太多冲突，太多磨合，你在不断学习和成长中走向新的成熟。

30岁，奔波于职场和家庭之间，平衡在工作和家务孩子之间，职场上不进则退的压力，家庭里剪不断理还乱的关系，时常陷入迷茫。危机感丛生，时常四处奔走，希望和姐妹们抱团学习和成长，希望自己不要被一地鸡毛所淹没……

也或者，你专心致志于做个全职主妇，突然发现，他走神了，出轨了，突然觉得天塌了，梦碎了，生活原来如此残酷！

然而，就是这般如许的残酷生活，才教会我们去思考和成长。

一帆风顺的人生有什么意义呢？不同的年龄段，需要在不同的困难和磨练中去成长，生命才会更加立体丰富。活的就是这样一个不安分瞎折腾的过程。

带着这样一种开悟，哪个年龄段不是好年龄呢？

20岁，浪漫幻想，如梦似幻，甜蜜浅尝，开启未来。

30岁，务实与不甘，开始懂得妥协，也敢于及时止损，一切都还来得及！

40岁，新的开始也不迟，人活的就是一口气，一份心境和态度，气顺了，心境态度好了，生命质量才提升，下半辈子才不亏。

50岁，下半场开启，千万别委屈了自己。即使做不到像"私奔"自驾游的苏敏阿姨一样勇敢，也要完成自我探索，寻找到属于自己的了脱人间辛苦的方法和途径，让自己获得平静和自由。

你若开悟，每个当下，都是最好的时刻！

愿我们女人，了解自己，善待自己，提升自己，走过岁月，一步一步成为更好的自己！

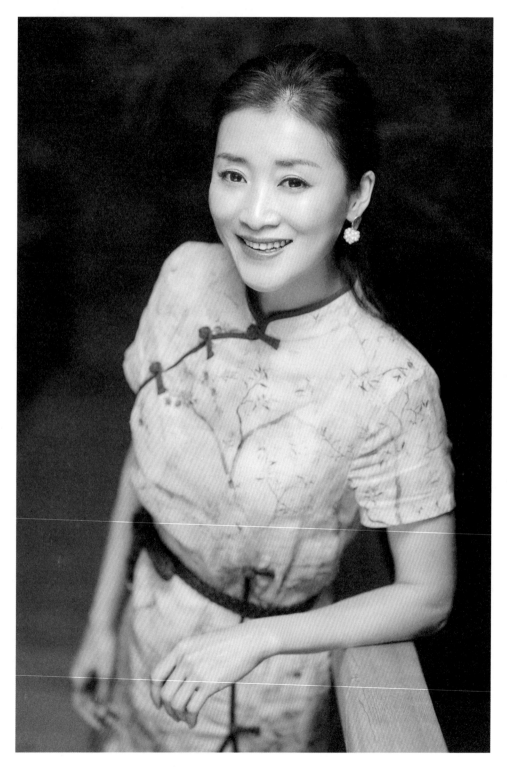

你要闪闪发光，也要平平安安

　　我特别喜欢每个十点以后的夜晚，天色静谧，思绪纷飞。此刻我想对你说点心里话。

　　我的粉丝团昵称叫"纳兰娘家人"，曾经有段时间我很安静，很多"娘家人"似乎找不到我了：一个半月只直播过一次，公号也极少更新，大家给我的评论也只是偶尔回复。时至今日，我在白天也偶尔会断播闭关几天。今天我就借着这深夜的宁静和窗外细细的风，跟大家说说每个我"消失"的日子。

　　是的，我在筹备我的新书。有心的"娘家人"们会在评论区里问我：纳兰，什么时候能看到你的书？每段消失的日子，就是在努力成全你们的期待。

　　我在电视台的老同事，是非常知名的畅销书作家。有一次见到他，看他一脸倦容满脸胡渣，他读懂了我眼神里的不解，冲我一笑："这写东西啊，跟你们女人生孩子差不多。"

　　此刻，正在经历这个过程的我，懂了。这些日子里，每天晚上都睡得很晚，书稿里大量的内容和细节需要打磨和修改，如果用我作家朋友的比喻，目前我在经历着"生娃"的阵痛呢。

　　我记得在上次"消失"的日子里，我开过一次直播，整个人脸色不好，状态也不好，歪在椅子上，心里觉得以这样的状态示人愧对大家，想打起精神来又力不从心。

　　说这些想表达什么呢？

　　任何一个直播间，如果主播出现的时候一脸疲惫的歪在那里，估计都会招来黑粉的攻击甚至谩骂："你这个样子就不要出来直播啊？"但是我发现，尽管我是以糟糕的状态出现，直播间里只有疼惜和温暖："好久不见了，很想你"，"纳兰老师注意休息，注意身体"，"您如果累了不用说话，我们看着您就开心""纳兰，我们一直支持你"……

　　一句句贴己温暖的关心让我想起一句话"你要闪闪发光，同时也要平平安安"，我想，这是真正爱一个人才会给予的期许。你们，就给予了我这种爱。

　　我的作品和公号文章里，很少有负面的评论，全是善意与鼓励。我的粉丝团"娘家人"有10万人之多，这在很多千万级粉丝的大咖中也不常见。

　　我是一个内敛沉静的人，42岁了，也早已不把悲喜写在脸上。所以，第一次见面会，跟你们相见的那一刻，很多人会觉得我很淡定，其实，我的内心早已心潮澎湃。你们的爱，打破了我伪装的坚强，也让我真正感受到了"你要闪闪发光，也要平平安安"这句话的涵义：我的"娘家人"们在认可着我，追随着我，支持着我，同时，又疼惜着我，包容着我。

　　今夜此刻，我的城市夜晚很静，初夏的风轻轻抚着我的头发，我想把这份温柔和你们分享。此时，我也不想再做那个一直给你们"煲正能量鸡汤"的纳兰，想告诉你们，我也有脆弱的时候。亲爱的，如果此刻的你们是岁月静好，我希望你们平平安安，如果此刻的你们正在经历迷茫、低谷和挫折，不要孤单，你要相信终有一天，你心中的那束微光会让你变得闪闪发光。

　　我的"娘家人"们，谢谢你们的包容与爱。

绝望到深处是自我救赎

你曾经经历过绝望吗？你为自己心中的绝望奔跑过吗？你在怎样抵御你生活中的绝望？

失恋了，对爱情绝望。

亲人不理解，对亲情绝望。

遇到背叛，对人性绝望。

跟丈夫吵架时，对婚姻绝望。

离了婚，自己带着孩子，遇到困难时，对生活绝望。

不离婚，对未来绝望。

上班，对自由绝望。

不上班，对自己感到绝望。

事业遇到瓶颈，找不到出路，绝望。

遇到不平，对社会绝望。

绝望时，你都用什么方式来疗伤？

有人潜心阅读，用文字抵御忧伤和绝望；

有人不停走路，用疲惫抵御痛苦和绝望；

有人用长途旅行，用艰苦的旅途，用自然奇伟的风光来疗伤；

有人投入大量工作，用忙碌抵御绝望；

有人培养爱好，投入钻研，抵御生活的平庸琐碎和一地鸡毛；

……

我，是一个不敢奢谈绝望的人。

在我年龄尚小的时候，母亲便离我而去，那是我人生最绝望的时候，也是我一夜之间长大，自己的人生之路一下子清晰的时候。我开始有强烈的目标感，要实现妈妈的遗愿。那时候我没有资格痛苦，没有资格绝望，没有资格原地踏步，所以我试着用任何我能用的方式前行，那是我真正走向成长和改变的开始。

我常觉得，绝望是放弃的孪生兄妹，总是离放弃很近，我知道它们二者的关系，所以我从不敢说绝望二字，我不能放弃，不能坐以待毙，我相信所有的问题总有解决方法。

当我因身材绝望的时候，我开始咬着牙减肥；

当我因知识匮乏而绝望的时候，我开始学习、阅读；

当我因工作中实力不足而绝望时，我开始思考精进。

在这个过程中，我又时常在一些新的打击面前信心顿失、绝望得看不到远方，一个人痛哭失声，仿佛前面就是深渊，我再没有爬起来的可能。

我知道，当我在凝视深渊时，深渊也在凝视我。

我们每个人的一生，都要无数次面对人生的低谷。当绝望、伤痛来临时，我们要学会与负面情绪相处，与自己相处，学会自己梳理情绪，找到内心的安宁和幸福，是一辈子的功课。

当坏情绪降临时：

1. 停下来，找个安静的地方，对自己说：亲爱的，我看到你受委屈了，你不高兴了，有情绪，很正常。

2. 听从身体指引，专注感受不舒服的地方，并找一个尽量让自己舒服的方式。

3. 思考下自己情绪不好是因为什么需求没有得到满足，怎样才能不依赖别人让自己得到满足。

4. 制定行动计划。自己满足自己内心的需求，让情绪稳定起来。

比如，工作不顺引发的情绪：

1. 可以安慰自己：亲爱的，你尽力了，现状就是这样，不要为难自己，我看到了你的努力！

2. 寻找身体不舒服的地方，发现胸口闷，把注意力放在胸口，感受这种不舒服，这可以暂时转移注意力，让自己平静下来。

3. 自己要怎样才舒服？希望工作顺利，做了事情得到认可，希望有价值感；但是目前公司的状态不是自己能左右的，除非自己跟大家一样混日子，但这明显不是自己喜欢的，或许，辞职？另找一份工作是否更好呢？我另找一份工作的可能性怎样……

4. 经过评估，暗下心意，继续在目前的工作精进打磨还是辞职另寻工作。或许先找工作再辞职，这样稳当点。

再比如，因为爱情婚姻不顺难过：

1. 安慰自己：亲爱的，你已经付出了自己的真心，做得很好，不要为难自己了。你在这里难过他也不会知道。

2. 心里不舒服委屈，想哭，就找个地方哭一场。哭完了，看看心里还有哪里不舒服，再关注。

3. 问问自己的需求：他不回应你，甚至冷淡、暴躁地回应你，你感觉他不在意自己，对这份情感产生怀疑，不知道还要不要继续。怎么办？原来我是需要确认他是否爱我在意我，但是又害怕失去他，所以一个人伤心烦恼。

4. 不确定他的情感和态度，那就找他确认，开诚布公地说出来，看看他的回答和反应，如果他在意，会解释，知道原因后自己就心安了；如果他逃避不确定，证明这段感情确实有待考验，冷静冷静再说也是一种方式，自己可以找闺蜜诉说，可以去旅行，转移注意力。如果一个人真的不疼惜你，不能给你想要的幸福，你可以选择放手，拎着垃圾走很远的路，是会错过收礼物的。

在人生的最低谷，我们尤其需要智慧地和情绪相处。学会和坏情绪相处，才会重建信心和勇气，重建自我的大厦。

许多时候，事实并没有那么糟糕。当我们学会和自己相处，学会和自己的负面情绪相处，我们就不再祈求别人的认可，我们认可我们自己，爱我们自己，勤恳地做我们该做的事情。

或许绝望很深，或许低谷很长，但我们依然可以穿越痛苦迷茫，找到一条自我救赎的光明之路。

让生活变得简单一些

现在的你是否也如曾经的我一般，过着"仓库人生"？

我是一个很喜欢囤货的人，隔三差五就会给家里添置点什么，而且只进不出。

二十多岁刚结婚时，我们住在一个不足 90 平米的小房子里。偶有朋友来，家里连落脚的地方都没有。有了孩子以后，更是不像个家了。不夸张地说，堪称爆炸现场。

大大小小的东西我都不舍得扔，孩子用过的学步车、奶瓶、玩具，我自己十年前的衣服，哪怕是十块二十块的东西，都拥挤在那个原本不大的生活空间里。总觉得每一件物品都是回忆，都有我生活的影子，都是曾经的脚印，它们承载了我的太多情感。

直到孩子三四岁的时候，我觉得我不换房子就没法生活了，因为孩子长大了，空间变得更小了。

三十多岁时，我们换了一个 150 平米的房子。去过我家的人都惊讶，我的空间竟可以如此干净清爽，房子很空旷，诺大的客厅只有一个书架和三人沙发，甚至有些空灵感了。

当大人开始打扫自己的时候，我发现孩子也因为你的这种精致和极简状态，学会了打理自己。每隔一个年级，孩子会把他的书分享给他的弟弟妹妹或者小区里比他小的孩子。

现在是孩子长大了，空间更大了。

后来才明白，不是房子空间小，是你的心里堆满了太多大可不必保留的东西。

随着我自己的成长和成熟，我觉得女人 35 岁之前，要拼命做加法，35 岁之后，要懂得做减法。给生活做减法，给欲望做减法。

《道德经》中说"曲则全，枉则直；少则得，多则惑"。学习太多会让你更困惑，内在更混乱。

所以人生就像学算术，加法过后是减法。你不是所有的都适合，也不是适合你的所有的事你都该去做。

时常会听到一些年轻人这样说："年轻人就应该立即拥有你们热爱的东西""会花钱才能赚钱""钱不是攒出来的，是赚出来的"……

互联网时代的风口给了太多人一种错觉——赚钱太容易了，所以疯狂透支，从来没有怕过。

他们把一些成功人士"年轻时没及时行乐的遗憾"，当成自己的遗憾，却没人告诉他们，如果在年轻时耽于享受，这些成功人士或许根本就不会成功。

叔本华说："人世间林林总总的愚蠢行为，最愚蠢最常见者之一是以各种方式把人生的摊子铺得又长又宽。"

当我们拥有的东西越多，消耗的能量自然就越多。将人生的能量，耗费在众多的外物上，是不是一种愚蠢呢？

当下流行一种生活方式——断舍离。在我看来，所谓断舍离，就是让人们从物欲中解放出来，空出更多的时间来向内看，而不是将自己湮没在物欲中。

断舍离，舍掉的是累人的欲望，增加的是化繁为简的生活智慧，收获的是一颗更加通透的心灵。

那些潜伏在内心中的虚荣少一些，你就会找到真实的自己多一些。这样可能你会更轻松、更坦然。在别人眼里，你也可能会更可爱、更自信。

能真正让你的"面子"生光的，往往都是朴素的。向内探索，才能活出真正的美丽和自信。

一个人开始成熟的标志，就是不再爱慕虚荣地活着。

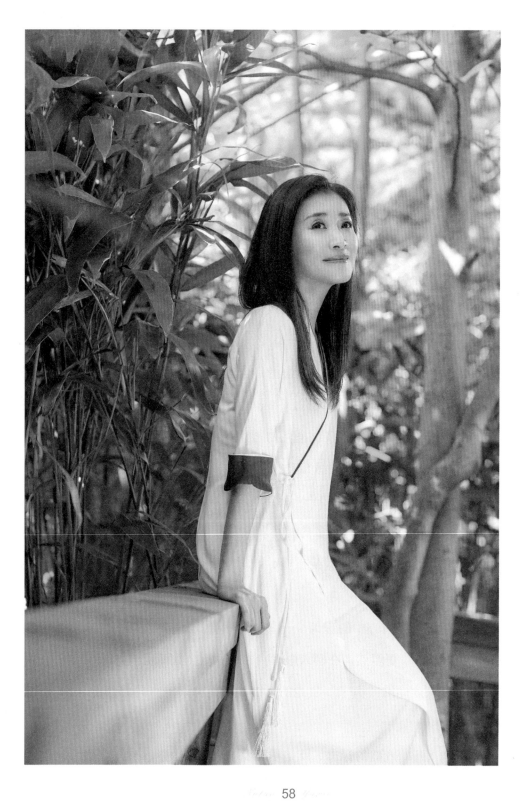

第二章

道是无情却有情

人与人之间，除了父母亲情，其他炙热温暖的关系，都是上帝给你额外的宠爱。

40 岁的敌人

写下这个标题时，我脑中跳出了孔圣人的话："吾十有五而志于学，三十而立，四十而不惑……"

是的，我已经是不惑之龄。

但我从不怀疑，当下就是我人生中最好的一段时光。

人们有时称羡，我没有屈从于岁月的笑容、体态，以及心态。其实无论是谁，都曾经历过或正经历着人生的至暗时刻，那是一条深邃而幽微的路。

可是，生活也教会了我做加减法，不断累积生存的所需，经验、情感、财富，等等，不断舍弃或打碎那个不完美的旧我，努力成为一个做事果敢且有温度，为人柔软而有原则的人。

四十而不惑。孔圣人大概希望能在四十岁就把人生看透，知所未知，明所未明，定下心来，安分守己地过一生。但能在 40 岁臻于此境的，恐怕也只有孔圣人了。孔子的"不惑"是对人生的真实理解与感知。凡人的"不惑"，是放弃了一部分人生而更加执着于另一部分人生；是解开了一种疑惑，遇见了更多疑惑的人生。

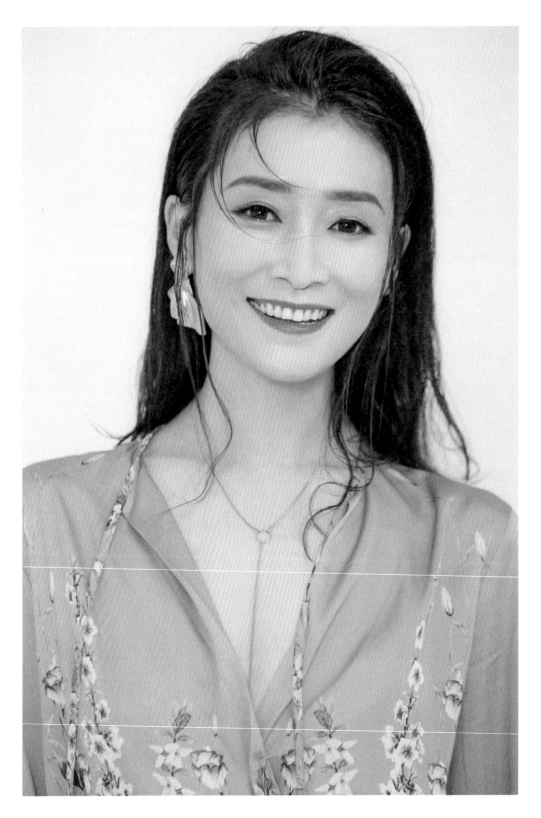

　　某日，我和一位朋友约在咖啡馆谈事情。傍晚的余晖透过落地窗映照在她脸上，斑驳的光影中，她被岁月轻吻过的眼角眉梢，写满了疲惫。

　　她忽然和我谈起了人生。朋友感慨，到了这个年纪，该得到的和该失去的，都已经如写好答案的试卷。人生的日历已经翻过半本，用力地活着过后，她真切地感受到身心的"衰老"——对未知事物的第一反应是逃避而非好奇；想尝试什么的时候，下意识觉得肯定会失败；从前觉得人生有千万种可能，而现在就想过平静的日子。

　　这段话让我记忆犹新。如若是从前，我肯定会觉得这话是一种矫情。在外人看来，她事业有成，家庭幸福，已是人生赢家。可是40岁的我，忽然理解了她，我懂得她的踟蹰。

　　环顾身边的同龄人，房贷、生活费、孩子的教育费、人情往来的预算、逢年过节给老人的孝敬费……大家背负生活的重担，丝毫不掩藏各自的烦恼。生活顺遂的，似乎也有着不足为外人道的苦闷。冷和暖、生与死……每一样都能轻易拆穿一个中年人的体面。

　　生活的困惑在40岁时，变得格外清晰。人生仿佛被一群看不见的敌人环伺。

　　40岁，敌人是现实。

　　村上春树说：所谓成长，就是人们同孤独抗争，受伤，失落，失去，却又要活下去。

　　人到中年，生活总有太多的不得已。人生遇到瓶颈时，上进心是最大的煎熬。有了上进心，就会时常被一种时不我待的焦虑，还有焦虑的衍生品——无可无不可的意兴阑珊围绕。就好比分明有了完整的周末，却只想懒在床上、宅在家里，并且用难得休闲的借口抚平内心的不安。

人生不过是午后到黄昏的距离，茶凉言尽，月上柳梢。成年人的崩溃，往往以一句"没事"结尾。因为他们知道，每个成年人的生活，都在崩溃和自愈之间转换。习惯性自愈，应是中年人的必修课。

年过 40，治愈自己有三把钥匙："接受、改变、放下"。

接受。喜欢的东西照常喜欢，但允许自己暂时无法拥有。反对的事情依然反对，但接受它们客观存在。做不到的事情依然尽力去做，但接受结局的疼痛和失落。对于难以改变的人和事，就要学会平和地去面对和接受。

改变。人都是逼出来的，本事都是熬出来的。遇到问题只是一味地抱怨不改变，就不会有任何好转。只有多吃苦，多受累，多个能力傍身，才能有更多的选择和余地。人生从来没有所谓的穷途末路，不过是你没有竭尽全力，才会以为前方无路。当拼尽全力去努力时，终会找到出路。

放下。柏拉图说："人生最遗憾的，莫过于，轻易地放弃了不该放弃的，固执地坚持了不该坚持的。"当你放下对他人的怨念，才能打开和解开自己的心结；当你学会放下对他人的怨恨，才能减轻和消除对自己的折磨。

众生皆苦，唯有自渡。物随心转，境由心造。当接受必须接受的，就没有翻不过的山；当改变可以改变的，就没有过不了的关；当放下应该放下的，就没有解不开的结。

40 岁，敌人何止是现实，还有时间。

中年，是在时间面前变得尴尬的年龄。天没亮就睡不着，只会感慨不会感动。中年，是吻女人眼角不是吻女人嘴唇的年龄，是用浓咖啡服食胃药的年龄。中年，是杂念越想越多、文章越写越短的年龄。

40 岁，敌人是自己。

就如泰戈尔所说："除了通过黑夜的道路，没有什么能到达光明。"除了面对"敌人"，我们无以取得胜利。而这个敌人，可能就是我们自己。知命不惧，日日自新。做一个活泼而守纪律，天真而不幼稚，勇敢而不鲁莽，倔强而有原则，热情而不冲动，乐观而不盲目的人。

我时常警告自己，没有谁的人生是容易的，也没有哪个年龄是轻松的。阳光之下，始终有阴影傍生。任何时候都不要灰心丧气。决不能人至不惑，就暮霭沉沉，要始终保持活力和好奇心。遭逢危难时，时常想起这句话，不至于让这些困惑，成为我的一生之敌。

人生，是错落有致、起起伏伏的。那些过去、现在以及未来的种种变迁，仿佛湖面上的波光潋滟，构成了真正的深邃之美。

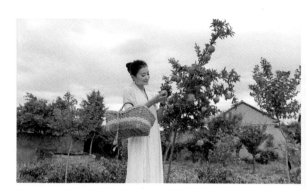

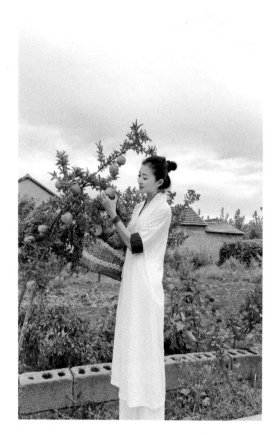

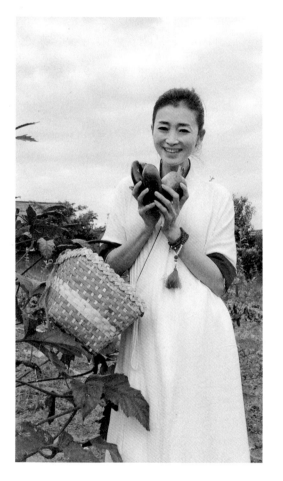

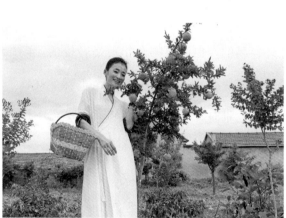

世界再大，也要常回家看看

对农村孩子来说，故乡和梦想总是无法两全。有家的地方没有梦想，有梦想的地方没有家。

家，不是房子，而是有亲人和爱人的居所。家人，不仅指亲密爱人、亲朋好友，还有那些能从心底里懂你的人。

写下这篇文字时，济南的春天刚刚来临。春天和家，是一组不可拆分的词，让我相信温暖、美好、尊严、坚强，这些老掉牙的字眼。每到春日，便想归家。

想念在一树杏花下，清茶浅酌，闲话家常。

家，曾是我最想逃离的地方。

那个农村的家，装不下我向往的世界，施展不开我的梦想。家，那么破旧，那么逼仄，那么压抑，让我想马不停蹄地逃离。靠着那些美好的远大的志向，大包小包我带着离开了家。无时无刻不在努力，想要证明，离开家，外面的世界是任我行走的，哪里都是最好的去处。渴望着开拓自己的江湖，大展拳脚。

年少时，谁不曾这样在心中意气风发呢？忙碌得记不起父母的生日、家里的种种。憧憬着，让我爱的人，都来到我的世界，这个世界就是我的家。

人生后来的种种，毕竟与自己当初的想象和期待不一样。我们每个人最初或许都是梦想家，可当梦走了，就只剩想家了。家乡那些寒冷的、清澈的、恬静的清晨，贫瘠的土地，和被干燥的大风笼罩的春天，高高的在屋顶和枝头巡逻的麻雀，以及，在等我回家的亲人。

家，是可以在荒芜中开出花的地方。

小时候，住的房子是平房，在村子的深处，虽然旧败，但是却有一个宽敞的院子。院子大半被开垦成了猪圈和菜园，只留了不到两米宽的小道供人进出。靠院墙还有一排葡萄藤架子，夏天时，葡萄藤枝繁叶茂，形成一道天然的屏障，总是等不到它们成熟，姐弟几个就悄悄去一粒粒偷摘了吃，爸妈总见不到一串红紫的葡萄。种过各种蔬菜的地方，阡陌交错，未到播种的好天气里，会略显荒凉。

日子总是清苦的，童年里，只盼望着，外面的天地春暖花开，似乎只有美好的季节，才会让人有力气去期许美好的到来。陶渊明在草房子里写着田园诗，苏东坡在六榕寺里啖荔枝，我想，家大抵就是这样的地方，无论它是破败的还是金碧辉煌的，在你心里，它就是能开出花的地方。

家，是我背靠的大树。

长大是什么感觉？小时候词不达意，长大后言不由衷。长大后，我们都跟现实做了朋友，才发现，家才是你能倚靠的大树。

从前，一有时间我会四处旅游，周边的朋友也基本如此。现在却变得十分恋家，哪怕只是两三天的小假期，也要回老家小住。我经常会脱掉高跟鞋，赤脚站在父亲的院子里，松软的泥土将安全感从脚底传到心里。就如同我是长在这个院子里的一棵树，枝干伸向了天空，根却未曾移动。

童年的我，从没做过童话公主的梦：不富裕的家庭，早逝的母亲，严厉的父亲……在这样骨感的生活中长大，也曾有过不解和怨言，但当我有了自己的家庭，跌跌撞撞的经历人生之后，对于家，想起的却只有无尽的温暖与怀念。

母亲很早就离开了我们，她和天下所有母亲一样，无私地为孩子和家庭默默付出，即使劳累也从不叫苦。或许这样，绝症找上了她，带走了她。但在我心里，她从未离开，永远是最完美的女人，美丽、坚强、隐忍、善良、闪闪发光。

母亲走后，父亲变得更加不苟言笑，对我们姐弟四人越发严厉，如同那个年代所有父亲一样。一个男人，要扛起四个孩子的家庭，"活着"就磨掉了所有的儿女情长。但即使生活困难，父亲在一点上无比坚定：读书、走出去！这也是我们能够真的"走出去"的原因。

家里兄弟姐妹多，但这么多年，我们从未真的分离，一直手拉手、相互扶持，没有计较，也没有争吵。我是兄妹中最早毕业、最早结婚的。那时候，我最先想到的是，我有能力帮父亲养家了。结婚那天，我一共收到两万两千元的礼金，清点完，立马把两万元给父亲打了过去，只留两千元建设自己的小家。

父亲为此一直觉得过意不去。我觉得没什么，能为兄弟姐妹付出，我心甘情愿，姐姐、弟弟、妹妹，我想亦是如此。

38 岁，我从薪资待遇还不错，在外人眼里闪闪发光的电视台辞职，很多人看来是不可思议的。我至今记得大姐跟我说的几句话。她说："我知道这些年来你有多不容易，只要想好了，你做什么选择我们都支持你，有我一口饭吃就有你的。"

人世间，有一种爱不声不语，柔韧到让铁石开花。任你飞，从不使你的背包超载。停顿处，撑住你的感慨。让你为了梦想而飘荡时，知道自己也是有根基的风筝，有人牵扯。弥补你内心深处的不安。

这就是家，世上最富有的王国，最温馨的地方。因为有家，所以我们总有归处。

城市里的建筑鳞次栉比，城市的生活日新月异。但老家的那座小院却像凝固在了时光中，无论多久没有回去，抵达的那一刻，一草一木都是老友，空气的味道，都与儿时一样清新。当你开始惦记父母的老迈时，你才能发现，那些絮叨，都是儿行千里父母的担忧——怕你忘记买回家的车票，一遍遍地打电话；怕你没人照顾，催你结婚。你长到能站在比他们更高的地方时，才看透，亲情的慰藉无可代替。才懂得，虽然有责骂，但那或许是因为不会正确的表达爱，或许贫穷，但是你已拥有财富买不到的东西。

我想，我是退步了。年龄越长，越不肯交出真心，不再总是想挣脱束缚。可我也懂得了，人生的退一步有时比进一步更重要。因为我们需要回归到内心和本质。退到最初，守着朴素和初心，与时间化干戈为玉帛。

世界再大，也要回家。看过世界万千风景，比不上回家的路。深巷中再也不会传来卖杏花的声音。只一捧犹带尘土的落花，晒在窗台下，让风带走它的馥郁芬芳，传播小宅门内的烟火气息。而我，且要守着一家人，过俗世的柴米油盐生活。

废墟上开出最美的花

"纳兰，你原生经历也不好，为什么从你身上看不到一丁点的阴影和伤害？"这一问都是大几年前的事情了，但我仍然清晰记得当时好友满脸的诧异和不解。

"原生家庭"这个概念，我第一次听说已经是三十多岁的年纪了。我从两岁开始跟爷爷奶奶一起生活，爷爷是抗战时期的老红军，因战争双目失明，我的肩膀就是他的拐杖，可以带他去任何他想去的地方。奶奶一辈子辛苦劳作，既要照顾双目失明的爷爷，又要培养哺育下一代，年纪轻轻扛起所有，自己却没有得到些许的爱和支持，所以印象中奶奶脾气很不好。

很多朋友问我，你读书很少，学历也不高，是什么让你变成了今天的样子？或许就是从小在老人堆里长大，没有爸爸妈妈的疼爱，没有兄弟姐妹的陪伴，跟着爷爷奶奶们一边学说话，一边见人生。老人的家常里藏着一世的沧桑，他们历经磨难，知人情冷暖，深谙四季和土地的秘密，就连他们的固执和迷信，我都会忍不住思考这看似不讲道理的坚定和相信到底是什么促成的？那时幼小的我就对人生、生命、健康、仁爱有了很多思考，那是我对"人生之书"

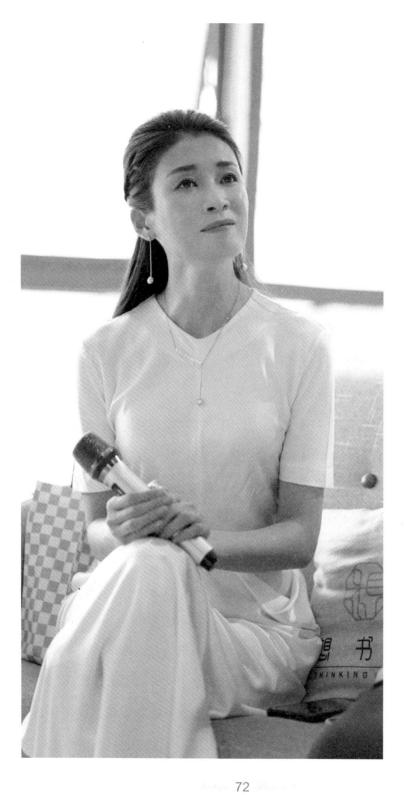

阅读的开始。这些经历和体验恰恰是很多从小在爸妈身边长大备受宠爱的孩子没有过的，我很小的时候，就长大了……

童年的我缺失很多，但也因此获得更多。我很少被爱，所以努力学会爱人；得到任何，都懂得知足和感恩；无人陪伴，学会和自己交朋友。长大后，我从来没有羡慕过别人。

到电视台以后，其实我身边有很多家境优渥的女孩，她们黄头发，蓝眼睛，穿漂亮的裙子，开小汽车上班，被众多男孩追求，这些我都没有，但是我觉得无形中我有她们没有的东西，一直都是这种感觉，我知道我内在很富足，而成年后的这份富足是很多童年时的缺失唤醒的。

同样一件事，有的人看到的是仇恨，有的人学到的是感恩。因为从小目睹了爷爷奶奶们生活的不易，我更心疼我的父母，懂他们的迫不得已和力不从心。没有一对父母生下孩子是为了伤害的。

这几年，我潜心研究女性成长领域，也经常收到会员姐妹关于原生家庭问题的私信，时常感觉心疼，也时常觉得"原生家庭"似乎成了"替罪羊"。

从生物学和心理学的角度探讨，人们是不可能完全摆脱原生家庭带来的影响的。但当它被热炒，原生家庭之"罪"被放大，就成为了"背锅侠"。

恋爱谈不好、婚姻经营不好、事业发展不好，都可以归因为原生家庭，似乎只有这样，我们方能放过自己："原来不是我的错，是原生家庭惹的祸。"我们就像把脑袋埋在沙里的鸵鸟，心结没有解开，还是缠绕在困境里打圈圈。

2020 年疫情后的第一场分享会上，一位小姐妹讲了她的童年经历，不负责任的父亲，弃她而去的母亲，讲得全场泪湿沾巾。

她两岁起就跟年迈的奶奶一起生活，经历了四顾无依，爱和安全感缺失的童年，总觉得自己小时候过得不体面，一直羞于在别人面前提及自己长大的经历。所以她从小就立志要好好学习，努力跳出这样的生活环境，自力更生，让自己活得体面。转眼 30 岁左右的年纪，正当她经过拼命努力让自己活得体面时，早早抛下她远嫁的母亲回来了。她满心欢喜，尽心为母亲买了房子，后来母亲又要首饰，有了金手镯又要金项链……原本以为母亲带来的是久违的母爱，不曾想等来的却是永无止境的"索取"。无底洞似的索取和永远填不满的欲求让这位姐妹更加怀疑母爱与亲情。她与母亲的关系由想彼此靠近演变成了对立对抗。

我站在一旁看她：这是一个白净高挑、穿着干练、落落大方的女孩，完全看不出曾经有过一段完全缺失爱的艰难的童年，能想象她曾带着多大的决心和坚强的意志与生活和命运抗争，由衷地心疼她，对她的经历也有些感同身受，但我更想让她去做的是，去换位思考，去理解她的妈妈。

六十多岁再回到女儿身边的母亲，初心肯定不是"索取"和"讨债"。在她看来，第一任丈夫不成器，她改嫁，与第二任丈夫也没有生下孩子，估计也没得到过呵护与爱，她觉得活了一辈子，命运亏欠她。每个女人都有被爱的需求，她把对爱的渴求寄托在了唯一的女儿身上。她理解的爱就是女儿给买房子、买首饰，她要向亲戚、邻居、那些嘲笑过她的人宣告："看，是有人爱我的！"

六十多年的坎坷人生路，她似乎一直在奋力寻找出路，却又一次次不得不屈从命运的安排和掌控，一辈子兜兜转转，从没得到过生活的青睐，爱的滋养，如今年过花甲，发现只有女儿才是她最后和最重要的依靠，"落叶归根"，女儿就是她的根，是她最后的依赖和牵挂。

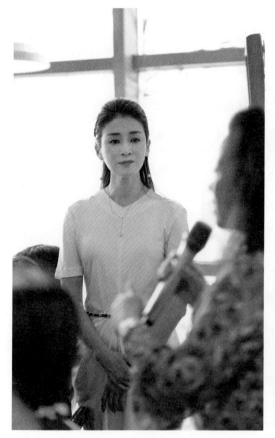

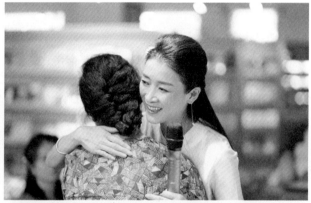

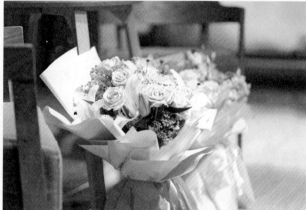

　　而我们是有文化、有社会阅历的人，我们既然能从最初的成长环境里走出来，为什么不能去理解和包容一位曾饱经岁月的风霜，求爱而不得的母亲呢？

　　分享会结束后不久，她给我打了长长的电话，说跟母亲的关系破冰了，现在都试着做彼此的依靠和肩膀。

　　从来没有十全十美的原生家庭，每个原生家庭都带着当年时代的印记和父母自身的成长缺陷，他们也是缺乏爱的，缺乏安全感的，看到他们的伤痛、挫败和无力，也就降低了原生家庭对我们的负面影响。任何的生长环境，都是具有两面性的，就看你自己如何去看待。一切的问题都归因于原生家庭，是自怨自艾，逃避自我责任的绝佳出口。

　　如果你看到好的部分，内化成自己生命的一部分，理解父母的难处，付出自己的爱，才是真正哺育自己，为自己人生负起全部责任的最佳途径。

　　那些来自生命最初的馈赠——正向积极的价值观，温暖善良的品格，艰苦卓绝的奋斗精神，对他人感同身受的能力，早已铸就了闪闪发光的我们。要坚信废墟上依然能开出最美丽的花，我们最终也要长成自己喜欢的样子：扬在脸上的自信，长在心里的善良，融进血液的骨气，刻在生命里的坚强。

　　愿这份生命的底色和信念成为至暗时刻支撑我们的力量！

嫁给自己

不论嫁给谁，你都会后悔。

《婚姻的意义》这本书里写道：即便我们当初找对了人，过不了多久，对方会变。因为婚姻这件人生大事意味着——我们一起走进去，就不再是原来那个人。

好友蓉前段时间给我发了一段长长的文字，她说，婚姻好像登山，刚开始时总是意得志满，可后来每走一步都疲惫不堪。当你抬头向上望去的时候，发现根本看不到山顶，你甚至不知道有没有山顶。

我不知道她发生了什么，打了电话过去，她也说不出什么，只是连连叹气。

不是老公出轨，不是婆媳矛盾，不是孩子失控，只是她觉得婚姻生活如一潭死水，毫无生气。每天上班下班、买菜做饭、洗衣带娃，和老公的日常对话寡淡无味，大部分时候是喋喋争吵。她不明白为什么婚姻没有她想象中的那么幸福。

蓉结婚前是一名月薪过万的白领，工作五六年后遇到了瓶颈，看着身边的朋友一个个结婚生子，父母也一个劲地催婚，她开始变得恨嫁，特别想要安定下来，房子固定，工作安稳，有爱的人陪伴，有美好的生活，闲暇时养花遛狗，布置房间，晚上可以彻聊人生，清晨相拥而醒。

终于，33岁那年，父母给她挑选了一个条件还不错的男生相亲，相处半年后便结婚了。

结婚前　天她还说：我终于找到属于我的另一半了，美好的生活即将开始！

其实大部分未婚人士和蓉一样对婚姻总是抱有期待：一屋两人三餐四季，朝阳晚霞暮雪白头，与你立黄昏，问你粥可温，与你捻熄灯，共你书半生。然后白发苍苍，然后尘土相见。

然而我常常在私信里看到这样的留言：

为什么我老公婚前婚后变了一个人？

为什么别人遇到的是王子，而我遇到的是渣男？

结婚十年，老公出轨，破碎的婚姻该怎么继续？

婚后我俩三观不合，经常因为一点小事家里就变得鸡飞狗跳，我要离婚吗？

……

所以不少人的婚姻到最后难免一地鸡毛，半生纠缠。情到深处，事事迁就忍让。而婚后，生活的琐碎、工作的压力、带娃的艰辛，任何一个小细节都能引发两人的"世纪大战"。

生活到最后你才发现，生命中的另一半，或许能在生活上给予你精神的寄托，但永远不可能与你感同身受。对女人来说，真正落在实处的生活细节，男人往往不以为然。

于是，你不得不承认，爱情撑不起婚姻的全部。靠山山会倒，靠人人会跑，嫁给他是你此生最后悔的事，婚姻就是爱情的坟墓。

婚姻从来不是救赎，王子和公主的故事只会存在于童话中。每一个生活在柴米油盐中的女人，最后都活成了一座孤岛。在婚姻这座围城里，没有任何一个人能满足你情感的黑洞。

无论嫁给一个什么样的人，真正能让你在婚姻中无虞的，唯有自己。

刚结婚的前几年，日子虽然苦一些，但也觉得有黑马王子在侧，什么也不怕。很多夫妻最怕的是七年之痒，我们的遗憾是连痒都不痒了，各忙各的，自己赚钱自己花。我们一度忙到，深夜回到家看到对方，寒暄一句，"呀，你回来啦"，早上出门前，急匆匆说一句，"我先走了"，再无多余的交谈。我30岁那年"百忙之中"生子，感觉再不生个孩子，婚姻很难讲能走多远。

有了孩子，90平方的小家里才开始有了烟火气，伴随而来的是柴米油盐的琐碎和矛盾。我觉得自己一边工作一边带娃，委屈死了；先生觉得你娃也没带好，工作也不见啥成绩，还总那么大脾气。孩子的到来竟然让我们的婚姻进入另外一个死循环，果然是坟墓啊……

因为生活的琐碎、工作的压力和带娃的艰辛，我们试图开诚布公地，坐下来心平气和地交换想法，商量解决方案，然而每次沟通的结果都是两个人吵得面红耳赤，不欢而散。第二天，日子还是如往常一般死寂、无望，却要继续着。

我开始意识到，这个世界上没有一个完美的人，是为我们量身定制的。期待是痛苦的根源，改变自己很难，但比改变自己更难的是改变别人。就像我在作品中说："一个人是不会改变的，除非他感觉到被爱；一个人是不会改变的，除非他感觉到很多的尊重；一个人是不会改变的，除非他被允许不改变也是可以的，改变才会发生……"

人到了一定的年龄，你会发现工作、生活、感情、为人母、为人妻，教会你很多东西，这些沉淀下来的好的坏的，对的错的经验，会在你的大脑里发酵，然后重新排列组合。当你遇到问题的时候，你会知道你应该向内检索，而不是单一地向外求。因为你发现这么多年你努力的向外求，并没有真正的解决任何问题。

我从 30 岁开始发现自己是一身毛病的人，性格不好，工作能力有限，居家能力很差，家庭生活中没有太大价值……当你能够看到自己周身都是瑕疵的时候，你会开始尝试着改变，并且你在这个过程中，会重新定义彼此的关系，以及两人的匹配度。然后你就不会再苛责对方应该成为一个完美的人。正如有句话说："要接受自己的不同，也要允许别人和你不同，我们不能用自己同等的标准，约束不同的人生。"

当我更多关注自己的内心感受，降低对对方的期望时，我变得不再抱怨、暴躁、消极。我的调整、梳理和成长慢慢形成一种新的能量，正在影响着我周围的人，第一个到达的也许就是我的爱人。所以当我有了这样的想法后，我自己的身心更加轻松和愉悦，而他的变化也特别大。

不同依旧存在，对方的缺点还在，优点还是那么屈指可数。一切的变化，都是因为你内心的变化。

无论你和谁恋爱，和谁结婚，最终只有通过把两个人的婚姻当成一个人的成长，才能让幸福悄悄发生。

最好的婚姻，就是嫁给自己。

王尔德说：爱自己是终身浪漫的开始。生命于你我来说都是孤独的，你要学会让自己的每一天都过得安好自若，才能获得真正意义的幸福。

对于女人来讲，婚姻从来不是雪中送炭，而是锦上添花。那些把婚姻当做雪中送炭的人，一旦"炭"离开，自己就只能被活活冻死，而把婚姻当做锦上添花的人，不论"花"在与不在，她们都有让自己幸福的能力。我们无论和谁结婚最终都是和自己结了婚，和自己的要求结婚，和自己的欲望结婚，和自己的情绪结婚，和自己的认知结婚。

如果你爱慕虚荣，那你的生活也受困于虚荣；如果你一本"正经"，那你的生活不是条条就是框框；如果你特别有爱，那你会过得诗情画意，趣味横生。

不要抱怨自己遇到渣男，不要羡慕别人遇到王子，你是谁，就会遇见谁。每个人的遭遇就是她自己，每个人的归宿也是她自己。

不要感叹自己倒霉，不要羡慕别人幸运，诸多运势，皆是自找。你是什么样的人，就会遇见什么样的事。

不要抱怨自己活得无聊，不要羡慕别人活得鲜亮，你没趣，生活就没趣。你有意思，生活就有意思。你是什么样的人，就会遇见什么样的生活。

我们总是抱怨上帝关上了那扇门，却忘记了自己可以推开一扇窗。世界上，从来没有贵人。任何人的贵人，都是他自己。

我曾看到过一段很有意思的话："15 岁觉得游泳难，放弃游泳，18 岁遇到喜欢的人约你去游泳，你只好说'我不会耶'。18 岁觉得英文难，放弃英文，28 岁遇到一个很棒但要会英文的工作，你只好说'我不会耶'。人生前期越嫌麻烦，越懒得学，后来就越可能错过让你动心的人和事，错过新的风景。"

这段话让我很受启发：你想要得到什么，你就得先付出什么；得到的方法就是努力让自己配得上它。你成为什么样的人，就会遇见什么样的人。你成为什么样的人，就会吸引什么样的事。你成为什么样的人，就会成就什么样的人生。最终决定你能走多远、能过什么样生活的，是你本来的自己。因为你才是自己最终和最好的归宿。

所以，嫁给谁都会后悔，唯独嫁给自己，不会后悔。

中年女人

每次的纳兰瑜心私享会和线下沙龙，都有 40 位左右的姐妹参加，其中 35—45 岁这个年龄段占比最大，可见中年女性是问题最集中的人群。

每每在中年姐妹们分享了自己的困惑和问题之后，那些 20 出头的未婚姑娘就会开心地说，纳兰老师，我没有问题了，我的问题跟姐姐们比根本算不上什么问题。

的确，中年女人，就是不断遇到问题不停解决问题的女超人。没有问题和事件，那都不是中年女人的生活。

父母生病住院了，孩子青春期叛逆了、上大学了、工作了、结婚了，这家买房了，那家借钱做生意了，那家打架要离婚了，拆迁来了两口子不做两口子了，财产有了亲情都不顾了……

即便住在豪宅大院里，女超人心里也总是拔凉拔凉的，人生四处漏风漏雨，捂都捂不住。

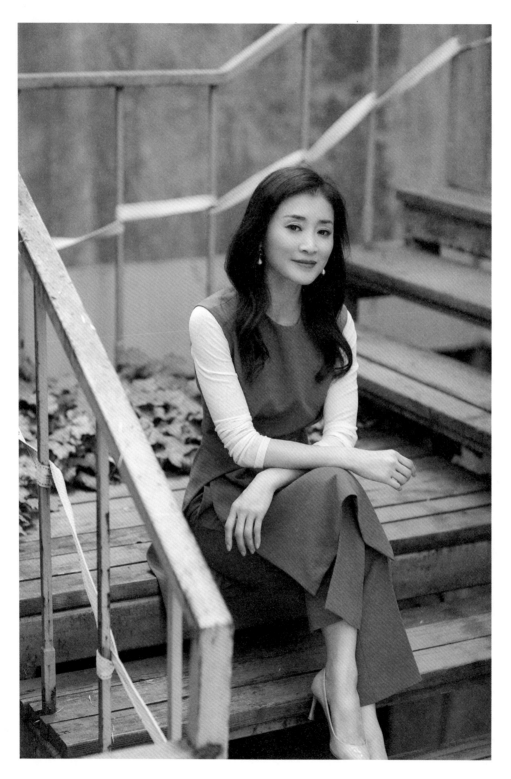

爱情就不谈了，连亲情、家庭都要遭受史无前例的考验。东风恶人情薄，凉到骨髓里。

躲在厕所、厨房里哭，哭完了，穿戴整齐花枝招展走出去，又是一副幸福女人的模样！

不知道，幸福的中年女人有没有？长什么样子？幸福又是什么样？看看沙龙现场的姐妹们：对她来说，可能老公还在身边，保留着一个完整的家，就还有幸福；对她来说，有足够多的钱可以实现财富自由就是幸福；对她来讲，可能仅仅希望他能帮扶自己一下就知足了；对她而言，又可能是不要因为孩子吵架就够了……

知足了，就幸福了！幸福，往往是狭义的，往往仅针对家庭婚姻而言，诸多幸福的答案并不指向人作为个体的内心。

对中年女人谈幸福，显然有点奢侈！所以我们一般就说知足吧！

中年女人，成熟了，不再像过去那样喋喋不休抱怨，不再怒火冲天指责，不再企图改变他人。点到即止，都活了几十年，人人都有一套根据自己的经历形成于心的处事之道和经验，人人个性有差异，不要以自己的经验去判断别人的对错。

　　万事顺其自然，往往会带给你意想不到的效果。该有的就有了，不该你的越争取越南辕北辙。如果还是很不幸，除了努力向善，剩下的只能交给命运了！

　　曾有人说，婚姻是宗教，爱情是信仰。信仰是狂热的容易走火入魔的，当然，宗教也是一种信仰。宗教是平衡内心的工具，是理智的，是驯化人的。有些女人仍然皈依婚姻、信仰爱情，在爱情和婚姻的路上摸爬滚打，这种态度让我景仰！

　　我喜欢站在旁观的角度，审视和看待自己和生活。我自己是怎样的，我有什么，我真正需要什么。尤其到了中年，我自己的生活，想做的事，做的决定，深思熟虑后就去做，就像38岁毅然决然地离开体制内，虽然颇有破釜沉舟的意味，但是万事也随缘，我已然做好了一切重新开始的准备。

　　人到中年，如果说有什么信仰，我信仰的是强大的命运，我所做的事都有命运安排和把控，有人说我命好，我也就相信了，不深究，不拧巴，因果轮回，自有天道。

　　四十多岁的年纪，仿佛什么都明白了，仿佛什么都可以做主了，可是往往到头来的结局并不是我们想要的，我们恍然顿悟，有些事情是我们不可控的。

　　这或许就是你原本以为你什么都可以做主，但什么都做不了主的中年女人。

再见小学僧

用小学僧不用小学生，是因为，我真的觉得，他们上学的艰辛，堪比修行的僧人。

我家的小学僧，今年 12 岁，马上就小学毕业了。然后，会接着做中学僧，继续这人生初级阶段的修行。

过完小学阶段的最后一个儿童节就直奔着少年而去，关于儿童和童年这回事，仿佛也没太多干系了。

前不久，学校组织了一次小学毕业生的研学活动。儿子要求我说："妈妈你必须去！"

我在子墨班里所有的爸妈中应该是最不称职的。这是我在他六年的小学时光中第二次参加他学校的集体活动，没想到这其中安排了一个惊喜感恩环节：子墨为我读了一封情意绵绵的信。

亲爱的妈妈：

　　您好。

　　今天，学校组织小学毕业生的研学活动，作为一名即将毕业的小学生，我有很多话想对您说。

　　从我出生起，您就没怎么陪伴过我。小时候家里条件不好，您必须努力工作，赚钱养家。我上小学之前，您没有陪伴我和爸爸度过一个完整的周末。然而在电视台努力工作换来的，却只是刚够我一个月的育儿费。不知道您看到我和照顾我的王阿姨日常亲如母子时，心里酸不"酸"呢？不过在我的世界之中，王阿姨和您是完全不同的两种存在，是无法作比较的。没有您的辛勤工作和付出，就没有王阿姨走进我的生活。在我心目中，王阿姨是我成长路上的一位老师，而您才是为我一生"保驾护航"的"保安"。

　　说两件您不知道的事吧。

　　第一件事：您一定不知道，每当您离我越远的时候，我就越思念您。有一次当我知道您要去外地出差两个星期时，我心里很难过很痛苦，因此我在厕所里哭了好久，这件事我从未与他人提起过。

　　第二件事：您总是早出晚归，通常半夜才能回到家，而那时我已经睡着了。但有一天我从床上翻来覆去，怎么也睡不着，便一直躺在床上闲目养神，身体也不动弹。突然我听见卧室房门慢慢被推开的声音，脚步很轻，客厅的光从门缝中钻了进来，我很惊讶心里嘀咕"是谁呢？"，我眯着眼睛悄悄从眼缝里观察着，依稀看到门缝中有一个瘦小疲惫的身影从光中渐渐凸显出来，原来是妈妈您呀！在昏黄的灯光的照耀下，我看到了您脸上表情的整个变化过程：暗黄的脸廓，憔悴的目光，闭合的嘴角……在看到我安稳"睡着"时，您安心地露出一丝丝笑容，如同一个在大海中受尽海浪拍打的中年水手来到了温暖的港湾，得到了依靠……

　　在未来，也许我考不上很好的学校，谁知道呢。但无论如何，我都会像您当初照顾我一样，照顾您一辈子。

爱您的儿子
曹子墨

我深深拥抱了这个跟我比肩的大男孩，泪如雨下。

好多爸妈都泪洒会场，多少的感叹，多少的爱与深情，言不及义。

对于急切地想要长大的孩子们，他们大概是不需要留恋过去的，有的多是对未来的期望，急迫地想要长大和掌控他们目前还无法说了算的诸多事情，不舍的，也就是友情罢了。

所以，感恩会倒像是对爱意缠绵的父母们的致谢会。

人生倏忽一瞬间，时光飞逝如电，这种感觉，也唯有我们做父母的才如此感叹。

在漫长又短暂的成长时光中，我们付出爱，也收获爱。孩子丁点儿的爱和表达，就足以让我们情满天涯爱慰平生了。

从他满月，百日，能直起脖子，能坐起来，能爬，能站立，能走，到上早教课、托幼班、学前班、上小学，上寄宿学校……

那时候，刚开始寄宿，每个周日晚上送他去学校，他总是忧心忡忡地说："妈妈，你千万别忘了来接我啊！"好像，健忘的马大哈妈妈连这种事情都会忘。

一年级的暑假，我帮子墨整理行李包时，看到一张我的皱皱巴巴的照片，我问他照片哪里来的，他害羞地说："我开学第一天，就偷偷地带上了，放在枕头下，想你的时候就看看。"

原来，思念曾打湿过我们彼此的夜晚。

有句话说，"世间所有的爱都为了相聚，唯独父母对孩子的爱指向别离"，我越来越明白这句话的深意。

走着走着，小学时光就走完了。

自从有了娃，繁忙琐碎的日子，不觉经年，没有时间去关照自己也没觉得自己的苍老，总觉自己还是年方二八，但一看到孩子，才发现，时光它已经走远了。

突然间就发现孩子长高了，一米五、一米六、一米七……嗖嗖往上窜。

虽是那么高那么大，但还是一脸的稚气，还是像小时候一样在你身上黏糊，还是时不时扑进你的怀里，还是那么厚脸皮地叫"老妈"。

时常发呆，想起他小时候萌萌的样子，而如今，他可以帮我干好多事情了，能提溜的东西比我提的还沉了，能买菜做饭，能打扫卫生，能收拾屋子……

他渐渐长大的过程，就是爸妈最终明白，你所着急担心的那些基本能力，随着时间的推移，早晚的事而已，不要急。

他渐渐长大的过程，就是爸妈放下的过程。

从不要输在起跑线上的焦虑，到允许他是个普通儿童健康成长的过程，就是为人父母逐渐成长成熟的过程。

小学毕业，是正经划分人生阶段的开始。人生中，阶段性的大事，就此有了开始和结束的标志，童年结束，少年的旅程开始。

不论他走到人生的哪个阶段，我们能做的事，就是陪伴，他需要帮助时，搭把手而已。

子墨，12岁，小学毕业，身高166厘米，体重90斤，乐观开朗，温暖贴心。三岁开始喜欢乐高，爱羽毛球，喜欢独自画漫画。

再见小学僧之际，为之记。一切皆有始终，唯爱永不落幕！

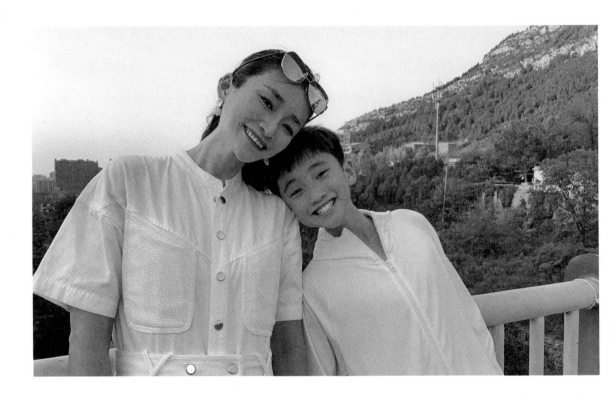

不焦虑的妈妈

凉雪盛在清水罐里，陆续消融，空气中有淡淡的、冰凉的清香。春天已经来临，我们仍被禁锢在家中，担忧着疫情。不过儿子说，这都不是事儿，因为他天天在过"担惊受怕"的日子——老师告诉他，今天不写作业，第二天就是末日。

他一定觉得，这就是他最害怕的事了，这就是他全部的世界——简单、美好的世界。真希望他永远这么认为，在见过复杂的人世后，依然保持美好的纯真。无需理解其他人的目的，允许一切存在，接受一切存在，然后和一个正确的人相遇，平凡快乐地度过一生。即便我知道，他应尽力在这个世道有所成就。

直播间里收到过姐妹十万火急的亲子问题："纳兰，我孩子 14 岁了，经常撒谎，怎么办？"几经询问才知道，她从来没有真正陪伴过孩子，孩子 14 年都跟着她的爷爷奶奶生活。可她又说，"小叔的孩子也是爷爷奶奶带大的，为什么人家孩子不撒谎？"每每遇到这样的问题，总是双倍的心疼，心疼家长教育不得法，更心疼孩子缺失了本该得到的安全感和爱。

很多粉丝姐妹问我：纳兰老师，你的孩子怎么那么优秀，你是怎么教育的？

我经常说，我并不懂什么教育，也没有真正意义上教育过孩子。我的孩子也并没有你们想象得那样优秀，但是我觉得他足够优秀，因为我从来不把他跟那些班里前几名的孩子比，我比的是过去的他，他的点点滴滴的成长和变化都在我的眼里，我看得到。他有跟他年龄相符的简单，活力，温暖和喜好，我只需要给予信任、尊重和爱。我比的是过去的我自己，那个在班里时常倒数的我，那个十多岁什么都不懂不开窍的我，如同他是第一次成为我的孩子一样，我也是第一次做他的母亲。如果有什么不二法门，那就是遇到问题，我们不焦虑，静等花开。

我认识的一位高考状元的家长说，他身边很多家长都为孩子报了各类辅导班，但他家孩子从来没上过辅导班。倒不是家里经济条件不允许，而是他在养育孩子的过程中发现孩子有他自己的学习方法。与其盲目地为孩子追加"投资"，不如了解孩子，尊重孩子自己的时间和节奏，让孩子养成自主学习的良好习惯。这段话让我受益匪浅，后来我也运用到教育孩子的过程中了。

对于很多粉丝姐妹来说，我们都有爱孩子的本能，但却缺少了养育孩子的智慧。有一位母亲曾经说：不是所有的父母都比孩子高明，家长没有权力教育孩子，只有权力做榜样。良好的亲子关系，比教育重要一万倍。

我不会把"别人家的孩子"挂在嘴边，也从不吝啬赞美表扬他的优秀。每个孩子都是来实现自己的使命感的，他们身上都有闪光点，你只需要去认真发掘。用心去欣赏孩子，孩子是特别敏感、特别有感知力的，你发自内心的欣赏，他都接收得到。赞美，从不会白费，当他感觉到自己是有价值的，是值得被期待的，孩子就真的从学习到生活习惯上，越来越优秀。

郑渊洁在《父与子》里说：我是羊，我生了一头小猪，我感到幸福和惬意。我不羡慕别人的猛虎儿子，也不嫉妒人家的千里马儿子，这个世界上绝了哪种生命形式都会导致地球毁灭，狮子和蚂蚁一样伟大。我的儿子是一头小猪，这就足够了。

接纳也是焦虑的解药。人无完人，包括我们自己，永远相信他就是这个世界上独一无二的存在。当你再因为孩子达不到你的预期而焦虑时，不妨想想自己在他这个年纪是否比他强？然后调整自己，放下你的焦虑，去拥抱你的孩子，微笑着对他说："你就是我最优秀的宝贝，我相信你可以的。"

台湾作家张文亮的《牵一只蜗牛去散步》深深打动过很多人：

上帝给我一个任务，叫我牵一只蜗牛去散步。

我不能走太快，

蜗牛已经尽力爬，为何每次总是那么一点点？

我催它，我唬它，我责备它，

蜗牛用抱歉的眼光看着我，

彷佛说：人家已经尽力了嘛！

我拉它，我扯它，甚至想踢它，

蜗牛受了伤，它流着汗，喘着气，往前爬……

真奇怪，为什么上帝叫我牵一只蜗牛去散步？

"上帝啊！为什么？"

天上一片安静。

"唉！也许上帝抓蜗牛去了！"

好吧！松手了！

反正上帝不管了，我还管什么？

让蜗牛往前爬，我在后面生闷气。

咦？我闻到花香，原来这边还有个花园，

我感到微风，原来夜里的微风这么温柔。

慢着！我听到鸟叫，我听到虫鸣。

我看到满天的星斗多亮丽！

咦？我以前怎么没有这般细腻的体会？

我忽然想起来了，莫非我错了？

是上帝叫一只蜗牛牵我去散步。

　　直播间也曾收到一位年轻妈妈的留言："老师，我的孩子特别磨蹭，我都急得要爆炸了，他还是慢吞吞像个蜗牛一样？"我想这首我最喜欢的小诗就是最好的答案。

　　孩子就像一只小蜗牛，教育孩子就像牵着一只蜗牛在散步。你觉得自己已经很慢了，可蜗牛不是兔子，你再怎么催它责备它，蜗牛也只能抱歉地说：我真的已经尽力了！我们与其强求蜗牛走得快，不如放慢脚步，陪着他们慢慢进步。与其约束要求，不如多些陪伴，付出爱与信任。牵着蜗牛去散步，其实，也是蜗牛在带着我们散步。

永远给不了孩子你自己没有的东西

　　我的儿子子墨，逐渐跟着我走进我的视频作品，这，似乎是一个非常自然的过程。

　　因为，作为一个中年女性创业者，我同样需要陪伴和照顾孩子。每到周末或者节假日，我依然忙碌在工作和生活之中，子墨大部分时间都跟着我，是我生活工作的见证者和参与者。

　　他看着我每天早起练瑜伽，和我一起上班，看我做直播做沙龙，给粉丝会员答疑解惑，你以为他在旁边玩，其实，他浑身都是眼睛和耳朵，他都看得见听得到，甚至有时候还会和我交流："妈妈，你让刚刚那个阿姨离婚吧，她太难过了，这样下去人生有什么意义呢？"

　　许多关于家庭教育和亲子关系的问题，他也会听到，我也会和他探讨，并把我的认知告诉他，他的悟性和理解力很好，甚至超过一些成年人。在三观上，他非常端正健康地成长着。

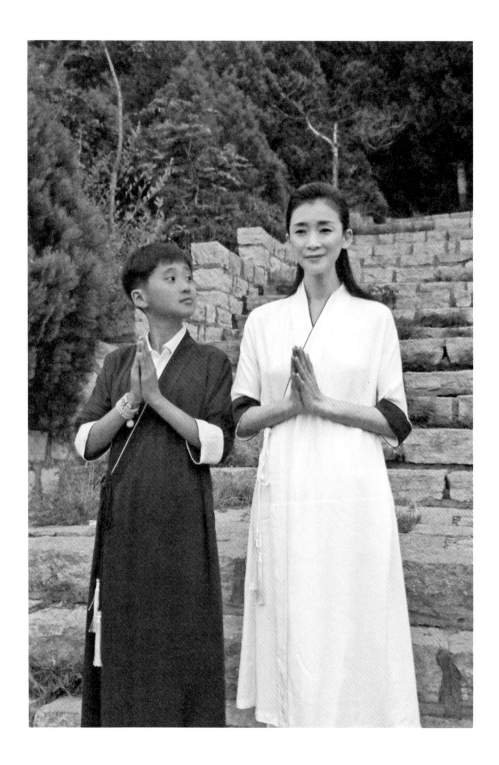

也是这些相互陪伴和渗透，给了我创作的灵感，所以有了和子墨一起出镜的系列作品。

但我没想到的是，我们母子俩录的一些作品，收获了前所未有的高流量，有些作品的播放量全网高达3亿多，这样的数据，反映出当前社会人民对亲子关系和家庭教育的焦虑感非常高。

其中一个作品的评论区引发了激烈的讨论，这就是《父母永远给不了孩子你自己没有的东西》。文案是这样的："父母永远给不了孩子你自己没有的东西。你不自律，你的孩子很难自律；你不学习，你的孩子也不会喜欢学习；你没有热爱，你的孩子很难有所热爱；你爱生气，你孩子的情绪也不会稳定；你不优秀，你的孩子更难变得优秀。你有什么，你的孩子就能继承什么，不只物质，更重要的是精神。"

引发讨论的点在对"优秀"二字的理解上。很多朋友都把考上名牌大学当成优秀的标准，反驳说，有很多农民父母也培养了优秀的孩子，都考上了北大清华……我想，这就是这个社会的功利带给我们认知上的偏差，许多人都觉得考上名牌大学的孩子就是优秀的，而当农民的父母就不是优秀的。

我觉得，我们的群体需要重新思考优秀的含义和标准。良好的家风，父辈优良的品行，良好的家庭氛围，这些才应该是一个优秀家庭的评价质素；一个人性格好，情绪稳定，三观纯正，做什么事都能做好，可堪优秀。

我从不避讳我出生在一个农村家庭，也从未觉得我的农村家庭不优秀。相反，因为爷爷是位老革命，对孩子的要求都很严格，养成了我们家非常纯正稳定的三观，不仅做人要身正心正，还要有家国情怀。母亲大字不识一个，但品性温良，情绪非常稳定，带给我们全部的爱和心灵呵护。我父亲是一名乡村教师，一辈子教书育人，几十年桃李满天下，这些，都在我身心上留下很深的烙印，并且受用至今，影响我也影响子墨的成长。

我也是个人成长相对成熟以后，回望时非常感慨，感恩我出生在一个物质清贫而精神富足的家庭里。我们姐弟四人，也没有一个有显赫的学历和身份地位，但是我们个个都善良，都生活工作得安稳、健康、幸福，我觉得，这就是一个优秀的家庭了。

这些良好的家庭基因，不需要言传，全凭身教。所以，在对子墨的养育上，我就是以我的自律、我对生活工作的投入热爱、我的稳定的情绪、我不断的学习等行为默默做着我自己，他在旁边看着就好了。

疫情期间几个月不能出门，子墨在家待得眼见着小脸蛋嘟起来，小肚子挺起来，我说，子墨，你和妈妈一起运动吧，他说不，我不想运动。那好吧，我也不说了。我每天起床第一件事就是认真练习我的瑜伽，他之前很少有机会这么全程观看我的练习，我用心专注地做着体式，他看得张大嘴巴，说，妈妈你好厉害。后来几天，子墨起床后都会默默地去跑步机上跑步。就这样，我们娘俩每天一起，我拿出瑜伽垫，他就踏上跑步机，几个月后复学，老师说，子墨你太棒了，疫情这个长假不长胖的同学可不多呢！

作为一个要强的职业女性，我在电视台那些年也是非常拼的。子墨上小学前，我几乎从未休过周末和节假日，几乎所有的节假日我们都在录制现场。

子墨上幼儿园时的周末，几乎都是我妹妹带着他玩，小姨还特别心疼他，总是给他买一些贵重的玩具。妹妹也是普通工薪阶层，为了阻止她买这些东西，我们姐妹俩还吵了一架，妹妹心疼孩子，批评我不管孩子，不陪孩子……结果子墨在旁边听到了，他说："小姨，我妈妈没有不陪我，上周她都请假半天陪我玩了……"

孩子的懂事体恤让我特别感动和感怀。太多这些点点滴滴，让我感到，我只需要做好我自己就好了，做好自己就是对孩子最大的教育，孩子其实什么都懂。无须担心，我的自律，他懂，我对工作的热爱和投入，他懂，爸爸妈妈和谐相处，他也懂……

而且，我从不把他当个小孩子，我对人生的思考和感悟，他感兴趣的，我都会用正常平等的语言和他交流，他真的懂！还能和我互动！所以，很多人问我，子墨在视频中的表现是不是经过练习的，是不是强行背下来的，其实不是，我们非常自然轻松就做了……

我不懂教育，但是瑜伽教给我的万法相通的启迪，让我在与子墨的相处中也顿悟了许多，我把悟到并且做到的这些点滴做成作品，许多人有共鸣，争相转发，获得启示，我真的很欣慰。

这，就是我想说的"自己身上没有的东西，你给不到孩子"的真正意思。不是物质，更重要的是精神层面的影响。

如果按照众多人的标准，子墨不是那种功利意义上的优秀孩子，但我对他很满意，他性格稳定，心地善良，像棵健康的小树在季节里茁壮成长，这就很好了。

所以，如果我们希望孩子成为怎样的人，那么，我们先躬身自问，我是怎样的人？如果孩子身上有各种问题和毛病，你是否知道，那都是我们成人犯下的错？你认不认？

孩子是一面纤尘不染的镜子，清晰地照见父母自身，当我们发现问题愤怒万分时，真的要停下来看自己，而不是一味要求孩子。

愿我们都努力学习成长，做孩子的榜样！

每一位亲人都是上天帮助我精心挑选的礼物

我的英雄妈妈，在六年时间里接连生了四个孩子，一直生到我弟弟出生才打住。

北方农村，家家都一样，都想要个男孩子传宗接代，想法就这么简单直接，甚至不惜付出爸爸工作上的代价，因为超生，爸爸的职称很多年都没有顺利评上。

而我，是家里的老二，两岁多时，妹妹已出生，爸爸要教书，妈妈要种地，显然难以应对了，不得不把我送到爷爷奶奶家寄养。这一去就是十多年，一直到初中毕业那年我才回到爸爸妈妈身边。

那些年里，偶尔回家，除了觉得妈妈是爱我的，跟其他家人都比较疏离。待我回到家，和许多孩子多的家庭一样，我们姊妹几个也是整天打打闹闹，没心没肺的。

那时候，我总觉得大姐老欺负我们小的。我虽然比她小，但生性倔强，绝不会示弱。有一次，姑姑送了我们一条好看的花裙子，就我和姐姐的个子能穿，我俩都想要，为了争抢这条裙子，我俩在村子里追着跑了好几圈，最终，我没能争过姐姐，她用妈妈的高跟鞋揍我，揍得我鼻血都出来了……

姊妹多的家里，兄弟姊妹们不懂事时哪有不吵架不打架的呢。但有的家庭，姊妹之间一辈子吵吵闹闹甚至打得头破血流，而我们姊妹几个，在妈妈生病去世后，好像突然就都懂事了，成了这世间抱团生长最亲的亲人。

妈妈去世时，我们都还在上学念书，我高中毕业成绩不好，读了中专，是我们姊妹中唯一没读过大学，也是最早参加工作的。姐姐比我精进，上大专又专升本，足足五年时间才大学毕业，姐姐毕业时我已经工作三年了。

妈妈离开后变化最大的就是姐姐了。那个曾经老欺负我们的姐姐，突然就变成了母亲一样的姐姐，大有长姐如母的感觉。她像老母亲一样把弟弟妹妹都抱团在身边，事无巨细，吃吃喝喝吵吵闹闹她都要过问。

这些年，我们家慢慢形成一个格局，大姐关心一大家人鸡零狗碎的生活，哪家孩子生病啦，哪家两口子吵架啦，哪家有需要帮衬的了……都是她操心，大家也都会找她。我呢，因为个性比较强，进入社会最早，见人见事的经历多，所以，就大多张罗家里的大事，诸如换工作啦，家庭的重大安排啊，我20岁时的目标就是帮父亲撑起这个家……

我慢慢工作稳定下来，紧接着姐姐毕业了，按照爸爸的心愿，我们又把在外地的妹妹和弟弟也安排到了济南，这样，姐弟四人都妥妥当当地在济南安家，小日子都过得顺顺当当的了。爸爸很是欣慰。

妈妈离开几年后，孃孃来到我家，孃孃也是很贤惠的女人，照顾父亲，料理家务也是一把好手。孃孃带来的弟弟，也很优秀很争气，虽然彼此之间因为距离的原因不能时常在一起，但一个家庭的能量在那里，会彼此影响，我们拿他当自己亲弟弟一样，他也很懂事，两个家庭过成一家人，十里八村有口皆碑，我们也真的觉得很幸福了。

我的兄弟姐妹们，我的爸爸、老公和孩子，他们，一定是上天帮我精心挑选的家人。我时常这么想，心里充满了感恩。

这些年，我们姊妹几个，不论哪个遇到事情，总是像自己的事情一样，全力以赴去解决，彼此影响，整个家庭关系非常和谐，身边人无不艳羡。尤其是我的闺蜜们，总是说，纳兰，你多么能干多么成功我们都不羡慕，唯独羡慕你有这样一帮兄弟姐妹。

是的。是的！

记得当年弟弟在济南买房，除了我稍微有点积蓄外，其他人手里都没什么钱。那时候，没有微信没有电子银行，我就一张银行卡，也不知道具体攒了多少钱，就直接把卡给了大姐，我们全家人七拼八凑地，总算是把房子买了。

我们都是普通工薪阶层，日子都是这么七拼八凑过起来的。我当年换房后，真是把家底全掏空，可当时的我还执意要换一辆车子，家里人都特别不理解。但是，他们都选择无条件支持我！

以至于到后来，子墨上小学时，私立学校的学费突然翻了两三倍，以我当时的经济能力第一年的学费都是辛苦的，结果，临近开学我的兄弟姊妹们，都喔喔喔就把钱给我凑齐了，尤其是弟妹，小家庭刚成立不久，执意给我两万元，我不要，她说，当年你给我们买房子时我们接受了，现在子墨上学我们为什么不能帮呢？真情是无法拒绝的，只能默默藏在心底。

当我决定从电视台辞职时，姊妹们都比我过得好了。这让我心里对辞职的事就少了纠结。我当时只告诉了老公和姐姐，这两个世界上我最值得依赖和信任的人，态度也几乎一致，说的话都是一样的：我知道你这些年有多累，想辞就辞吧，有我一口饭吃就有你一口饭吃，不怕！

所以，即便有很多人不理解，我还是坦然地裸辞了。

其实，在我心里，对这个家，还是有些英雄主义的情结在，我总觉得，即使我们现在都过得平平安安，但是，我们这个家，如果再经历一次当年失去妈妈的那种状况，依然是无力承受的。我辞职后，干不好，不会影响大家庭什么，他们都有安稳的工作和家庭，但是，我如果好起来，就可以让这个家再上一个台阶，让爸爸和嬢嬢过上更幸福舒心的晚年，整个家庭承载风险的能力也会变强。

如今，这个梦想正在实现的路上。我知道，我今天能够这么任性、这么毫无顾虑地放手一搏，都是因为，我有一个强大的亲友团，在我背后无条件地信任和支持着我。他们的爱，让我安心，让我无畏，让我强大。

家和亲情，才是我们在这世间最温暖的归处。

早逝的妈妈，留给我无尽的母性之爱，她的光辉一生照耀我；寡言的爸爸，他指挥着这个家的方向；贤惠的嬢嬢，细心的姐姐，善良的弟弟和妹妹，永远支持我的爱人和儿子，还有新生一代的成长和汇聚……每当想到我的亲人，我总是深深感恩，他们每一个，都是上天精心为我挑选的礼物，都是命运赐给我的最珍贵的礼物。是他们，成全我，让我成为我自己，成为今天这样一个我喜欢的自己，也是他们喜欢的自己。

这些年的经历，尤其瑜伽带给我的开悟，让我非常相信并且珍惜，所谓心想事成的日子，真的是因为我们心里那么去想了，发自真心的力量是无限的，然后，按照我们想的去努力，一切交付自然，就会心想事成。世间道法皆源于自然，大道至简的简，就是一颗简单纯然的心啊。

在我周围，在我直播间，都遇到过许多因为家庭关系问题而困惑和痛苦的人。你可能没有我这么幸运，但也许，这种幸运可以来自我们内心。当所有的关系遇到问题，最先放下不纠结的人，总是最先获得解放的，随之而来的就是彼此的解放和自由。所有幸福的关系，都要向内心去求。我们的亲人，都是一个个普通人，他们身上的好与不好，都是来开悟和成就我们的，都是神的礼物！一定要珍惜！

我余生还有一个梦想：有个大院子，一大家人，在一起热热闹闹地，享受天伦，简单开心地生活在一起。

你说，我会再次心想事成吗？

我很笃定，一定会的！

一句话，伴我职场 11 年

21 岁中专毕业，在电视台的实习期结束后，我以一份可以不要报酬的坚定留在这个地方，27 岁前，我从未想过离开电视台，甚至觉得自己离开这个地方就不行，必须在这里待着。

所以依然是拼命卖力干活，不计个人得失，从来没有节假日和上下班的概念。经常加班到夜里一两点，回家时家人全都睡了，而我，会站在夜色中的阳台上，一站几个小时，感觉自己熬了白天熬夜晚，熬了夜晚熬白天，但我从来没有跟家人说过我的不容易，也从未对人提起过自己的煎熬。

这期间，我也顺理成章地结婚成家了。但从结婚起，就在电视台的北京办事处驻扎了四年多。那段时间，台里砸了重金，在北京策划运营录制一档非常重要的综艺节目。

27 岁的我，作为我的一位老领导的贴身助理，作为山东台在北京的基础团队，为这档综艺节目对接国内和北京的演艺资源。台里对节目寄予很高的期望，我们要在北京这个人生地不熟的地方运作资源，策划好落地好这个节目，面临的考验是史无前例的。

从场地到主持人到明星艺人，到现场的各种细节落实，总是在即将录制时状况频出，每天都会有幺蛾子，让我们非常崩溃。

我记得，有一期节目马上就要录制了，但所有的事情都感觉越来越混乱，好多事情还没有着落，我的领导面临的压力和焦虑比我更大，每天晚上我们都要在办公室熬到凌晨两三点。

那时，我们租住在办公室附近的民房里。那个特别绝望的夜晚，夜深了，我们俩就溜达着往住地走。走着走着，我的领导在路灯下突然吐血了！她走不了了！我搀着她回到住处，感觉到深深的绝望和无力。

我一宿没睡，早上五点多就起床出门了。在一家24小时咖啡馆坐下来，我第一次认真地回顾了我这七年的职场经历，第一次产生了怀疑和动摇，我在这个地方还能做什么？我已经非常努力非常用心了，可是我依然做不好，依然会被人看不起和耻笑，这份看上去闪闪发光的工作，其实跟我有多大关系吗？我还要坚持吗？与其这样卑微而绝望地活着，我出去随便干点什么不行？

就在这个时候，我的手机响了，是领导发来的一条短信："小胡，你辛苦了！"寥寥五个字，我趴在桌子上哭了半天……

这么多年来，我是第一次听到一个领导认真地对我说：你辛苦了！这么多年，我感觉我做什么都是应该的，不被看见不被体谅，一切都是应该的。而今天，那个被理所当然冷落的小姑娘，终于被看见，终于被认可，那种常年积攒的委屈和伤痛，突然就爆发出来了，我哭啊哭，我觉得之前的哭都是因为不被看见的委屈，而这次，是因为被看见的一丝温暖……

就这么一句话，打消了我退缩的念头。我想，以领导的阅历，她从未见过我不打招呼就消失，一定是预感到了什么，所以在关键时刻递给我一句话，顿

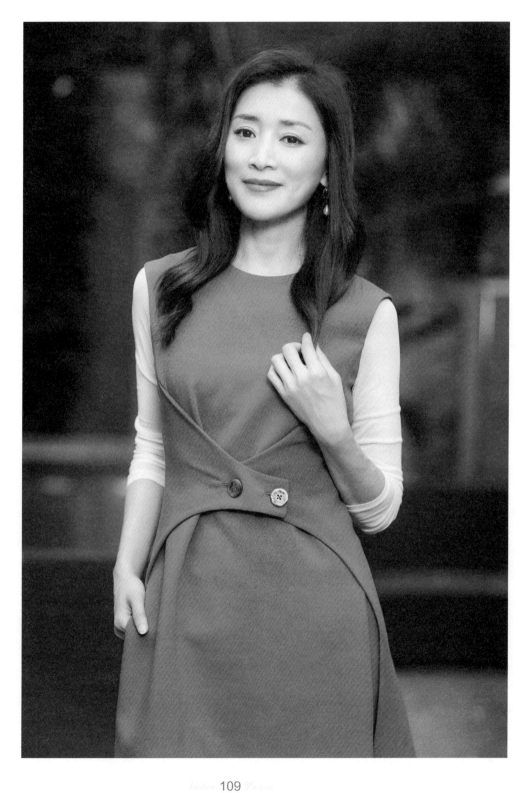

时温暖了我冰凉多年的心。我赶紧给她回短信说，不辛苦，我出来买早餐了，马上就回去。

于是，我又重新站起来，在电视台继续奋斗，这一坚持，就是11年，直到38岁辞职。

我深深知道，一个遍体鳞伤到不自知的卑微灵魂，是多么容易被打动。它需要的，不多，就是世界给它的一丁点温暖而已。这让我在未来的日子里，总是对我遇见的每一个普通而卑微的小人物，都不敢轻慢，都充满了真诚的善意和呵护。因为我知道，这对他们有多重要。

职场，就是练习生存的地方，没有谁不是熬过来的。我也是用眼泪和汗水换来了成长，只是坚强的我从不愿意提起。我的爸爸和老公，兄弟姐妹，他们都不知道我的这些经历和难过。今天，把这些故事讲出来，是想告诉那些咨询我的姐妹们，自怨自艾真的没什么用。有人说，你的工资里本身就包含着委屈费和辛苦费，没有一个职场人是不委屈的。

总有一天，你的坚韧成就你的成长，你的成长积淀了能力，你才会获得选择的自由。

我也想说，职场生存真的不易，但也并不是就没有真心真意。尤其是一起打过硬仗的同事，大家一起面对困难的日子，彼此的搀扶和帮助，会让艰难的日子发光，回忆起来，也有感动和感怀，都是珍贵的人生经历。

那些在艰难的岁月里帮助过我的人，温暖过我的事，再小，都会让我铭记！都会转化成感恩，让我更乐意去善待这个世界和亲爱的你们！

惟愿在职场苦熬的你，坚定向前，早日获得你想要的自由。

第三章

瑜伽的持守者

其实一个人不需要活太多样子，不需要做很多事，

你认真做一件事，就会解释所有事。

每个人都有自己的瑜伽

每个年轻、浪漫、爱美的女孩子，都有过公主梦吧？我也是。

我年轻时一直有个美丽的梦想，那就是穿一条白裙子，像个公主一样，衣袂飘飘，仙气十足，凡走过处，无不惊艳侧目……

参加工作后，尽管那时体重高达 146 斤，但是，依然不能阻止我心中的渴望。我终于出手买了一条美丽的白裙子，准备穿了去上班。

那天风好大，我骑着自行车，一路还要腾出一只手来摁住被风掀起的裙子，手忙脚乱，哪还有风度可言。更糟糕的是，最后，飘动的裙裾被搅进了自行车链，顿时沾满了油污，天啊……我站在路边崩溃，换也来不及，就那么脏兮兮的去上班……

同事们看着我的水桶腰上裹着一条沾满油污的裙子，大家无语而笑。第一次追求美的勇敢行动，就这么狼狈尴尬地留在了我难以忘怀的记忆里，这事大大刺激了我。

在电视台这样美女如云的地方工作，当年的我，因为 140 多斤的体重，没有出色的学历，没有过硬的人脉关系，觉得自己又笨拙，哪哪都不是，自卑低微到尘埃里，没有人看见我，周围人眼角余光瞟来的都是不屑……除了勤劳地跑腿打杂，我还有什么可以改变的吗？

我权衡自己的处境，要学习再拿个高学历这条路太漫长，能够让我有直观改变的最直接的事，就是减肥变美，所以，我决定减肥。

我在健身房花了 1500 元办了个年卡，成了整个健身房最勤奋的姑娘，每天霸占着墙角的跑步机，不到一万米绝不停下来。

每次跑完后，腿部肌肉都紧张、酸痛。偶然看到操房里瑜伽老师带大家在做拉伸，我跟着试了试，发现可以缓解和释放跑步后的酸痛感。于是，就决定跟着瑜伽老师练习。

就这样，半年后，身边很多朋友发现了我的变化，挺拔了，纤瘦了，有力量了。受到鼓励，我的坚持就更有动力了。

两三年后，周围人都说我变了，但我自己还是懵懵懂懂的，不知这个变化意味着什么，也没有深想，就是单纯地坚持着一切，包括我的瑜伽。

五六年后，整个人有脱胎换骨之感，身材身形与之前截然不同，甚至连身高都长高了两公分。

十年后，最大的感觉来自我自己。我明显感觉到内在感受的不同，内心生长了很多丰富的东西。仿佛化学反应一样，我的认知，我的性格，我的思想，全都发生了翻天覆地的变化，可以说，瑜伽，再造了我整个身心。

如今，我已经坚持练习瑜伽 17 年，正如你看到的一样，瑜伽不仅改变身心，甚至改变了我的命运。

想起这么多年无数个隆冬的清晨，天还不亮，我就起床，背着瑜伽垫，穿越半个城市去瑜伽房，那时真是单纯到什么都不想，心无杂念，就是一个信念，去做！这让我相信，单纯的意志和念想，才有更大的能量，所谓念念不忘必有回响，你内心的单纯执着，那种信息会被神秘的力量捕捉到，反哺给你巨大的能量。更何况，还有瑜伽，这接通天地万物的灵性修行方式！

误打误撞地，我坚持瑜伽，瑜伽反过来加持我，我更加自觉调整自我，饮食、行为、认知、思考，感觉世间万法相通，突然就一通百通了，我想，我确实走到了开悟的这一步。

如今的我，42岁，但身形挺拔，终于把白裙子穿出了我梦想的感觉，而且精力充沛，每天工作、直播到凌晨，早上依然会按时起床练习，丝毫不觉倦怠，团队活动去爬山，连年轻人都不敌我的脚力。内观，我已然形成了自己的一套认知世界和平衡世界的自我成长心法，从爱情、婚姻、家庭、亲密关系、亲子关系、职业和人生规划等等，没有困惑，我把这些心法内容在直播里与大家分享，回答大家的各种疑问，做成课件，举办沙龙，面对面手把手带领困惑的女性们共同成长。如果说人生有高光时刻，那就是此时，此刻，当下！我很享受目前的状态，感恩瑜伽和持守带给我的一切！

许多人都曾经问过我，你究竟为什么坚持练瑜伽？瑜伽到底给了你什么？因为，我在公众面前的亮相，是以我的瑜伽造型开启的，一个中年女人还能如此"凹造型"，引发了很多朋友的好奇心。

其实归纳起来特别简单，从单纯的减肥开始，受到肯定后内心就滋生了一种莫名的力量，推着自己去做，一做就是 17 年。当然，其间的艰辛和汗水，只有我知道。

瑜伽还让我明白，大道至简，万法相通。我相信，我的瑜伽，就是我和世间万法相通的法门。

我的瑜伽导师 Churck 曾经讲过一个奇遇。有一次，她在日本分享轮式，因为轮式是瑜伽中最难的体式，分享完后，经常练习的瑜伽老手们都做得差强人意，但是，一个 60 岁的老太太，从未练过瑜伽，她竟然做得非常好，仔细打听，原来她是学习研究了很多年茶道的高人。老师问你怎么能做得这么好，阿姨说，我觉得瑜伽跟茶道一回事儿啊。真是条条道路通罗马，茶道，成了阿姨与世界相通的法门。

这样相通的事，在我身上也得到印证。

我这么些年的工作都是围绕电视台转，对别的行业几乎不了解，瑜伽改变我后，我跟绘画、书法、舞蹈界人士交流，我跟外贸、零售等各个行业的大咖们交流，发现万事万物的发生发展规律，任何一门技艺，从技到艺，无不是从加法到减法的必然，跟生活、人生都是相通的。

这一发现，让我的认知迅速飞跃，从此不再惧怕和任何高手过招。

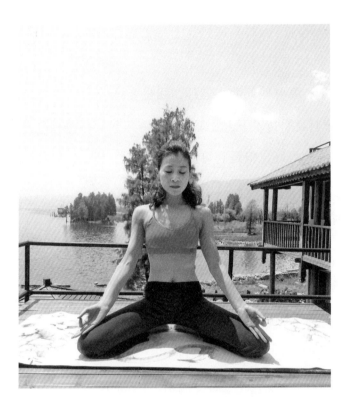

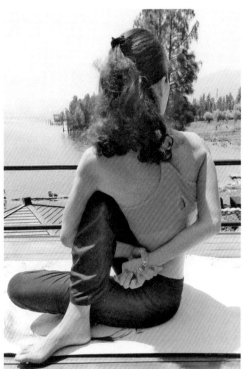

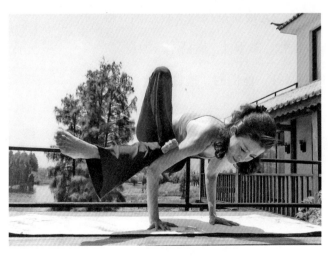

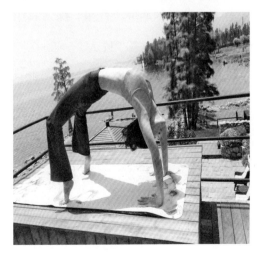

　　我说这么多，许多粉丝就心动着急了，就开始问我，老师，我也要练瑜伽！老师，瑜伽对我太难了，练习一个月就坚持不下去了怎么办！

　　我会坚决地告诉你，暂时放弃它！瑜伽虽好，但是它可能不属于你，至少现在不属于。

　　我说瑜伽好，并不是就觉得瑜伽是万能的救世之秘钥。它只是很适合我！

　　每个人，总有一件事是你天生会做得比别人好，但究竟是什么，可能你遇到了，可能你还没遇到。不要强迫自己做不喜欢的或暂时没感觉的事情。逼着自己做一件正能量的事，其过程是负能量的。

　　或许，你的"瑜伽"是唱歌、跳舞、绘画，或是奔跑、摄影、茶道、花艺，有人一辈子只研究一件事，深入其中，乐此不疲，他就是找到了自己的"瑜伽"。你看民间多少匠人，一辈子迷醉于做纸张、做手杖、做椅子、做皮具、做瓷器……一辈子，乐醉其中，那是他们的修行，他们的"瑜伽"。

　　真真是万物皆修行，最终抵达的是自己。你明白了，这世界就分明起来。

　　总有一份热爱，是你生命的种子！

　　愿你遇到心中的"瑜伽"，带你走向世界和自己，在每一个不被辜负的日子里，迎风起舞！

瑜伽瑜心

　　我从 2004 年开始接触瑜伽。那时我正值妙龄，是单位脸盘最大、体态最臃肿的人——体重超过 140 斤。我在某一天，终于忍受不了自己的体重，于是开始了每天跑步一万米、瑜伽练习一小时的生活。无论多忙，我每天都会挤出两个小时的时间做这些事情。三年左右，几乎所有人都说我气质变好了，人自信了，身体挺拔了，有了大家说的所谓的气场。练习瑜伽之前我身高 165 厘米，现在净身高 167 厘米。持续的练习优化了我，使我成为大家眼里优秀的瑜伽练习者和女性成长分享者。

　　收获不止这些。时间越久，瑜伽就愈加进入到我的骨血里。我更加钟爱自己，变得能沉静下来，学会了向内观。我更加了解自己，慢慢建立了自信，加上外在的挺拔感，有时也觉得自己宛若新生。

　　每个人生活中都会走弯道，没有谁的人生是靠走捷径到达巅峰的。减肥与生活，二者相辅相成，都需要强大的耐心和意志，这世界上没有人躺着睡着就能减肥成功的，就如同没有人能完全轻轻松松地活着。我最引以为傲的优点，是我的韧劲儿。如果没有这样的自律或是毅力，从 146 斤减到现在的 97 斤，真的很难。有过减肥经历的人，想必都能理解。

所有的轻盈曼妙，都来自数不清的练习、自律和精进。慢慢地，坚持变成了一种生活习惯，瑜伽渐渐成为我生活中的组成部分，就如同一日三餐那样不可或缺。

无论你怀着怎样的初心走进瑜伽都没有关系，减肥、自我优化、柔韧身体……这些都不重要。重要的是，你的生活需要一个小小的"切口"。也许你上了这条船，此生你都在船上，你就跟别人不一样。

每个人都有自己的生存密码，小成靠方法，大成靠心法。

2009 年前后，因为生孩子、工作等原因，我暂停了瑜伽练习。当我再开始练习的时候，我就接触了阿斯汤加。阿斯汤加是偏能量的瑜伽，练习久了会体悟到一种强大的自内而外的能量感。

我是一个阿斯汤加的资深体验者，但我并不推荐大家都练阿汤，因为不是每个人都适合。阿斯汤加日常练习的强度、持守要求，以及练习过程中的节奏感会颠覆很多人对瑜伽的认知。我第一次练习的时候，觉得节奏太快了，太难了，老师示范了很多绑麻花一样的高难扭转和深度后弯，吓到我了。但随着练习的深入，我的身体更加充满能量，体态也愈加挺拔，精神状态也越来越好。体式越深入，我也越明白了其中的道理，其实我们一直在练习的完全不是体式。

后来我才明白，所谓"高难度"的阿斯汤加练习，其实可以用任意一种方法开始，然后用自己的节奏去深入，用自己喜欢的方式，或老师引领的方式去练习。我是一个慢热型的人，我的练习并没有特别优秀，

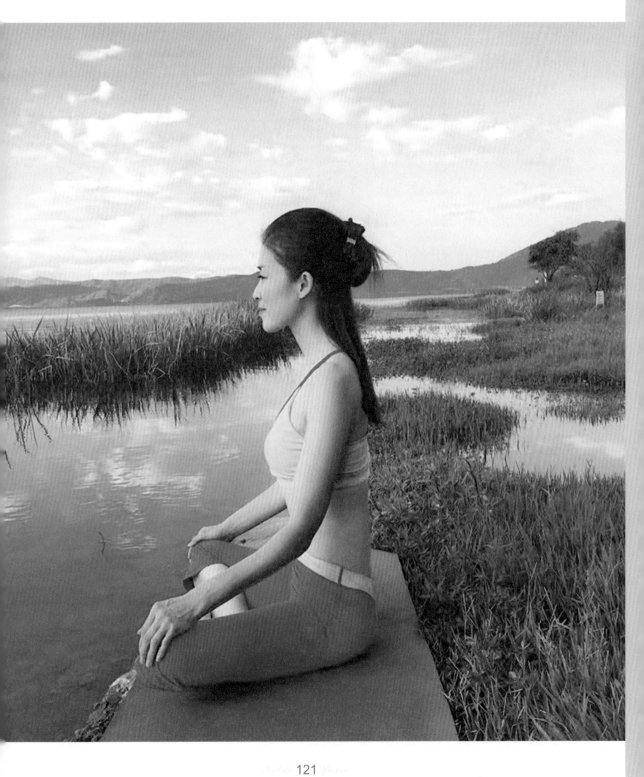

尤其是外在的练习，但我是身体练习内化比较好的，因为我把更多的精力放在了"感受"中。通过练习阿斯汤加，我慢慢学会了取舍，拿得起放得下，找到了内在的平衡感。

"从前的日子过得慢，车，马，邮件都慢，一生只够爱一个人"的日子，已成为遥远的传说，来得快去得更快的满足感毁掉了真正的心灵平静和幸福。练习瑜伽，让我学会了延迟满足，注重长远。比如阿斯汤加的"序列"体式要一个一个拿，一天一天练，做了上千个坐立前屈，上百个船式，但一个小小的伤害就可能让练习倒退数年。经历着这些磨炼，就像一直在等的快递永远都不会上门。但渐渐地原本对体式的追求，变成单纯的对练习的追求。手臂有了力量，背打开了，方法也找到了……

阿斯汤加就是用这样固定的编排来训练一个人"延迟满足"的能力。面对重要的取舍时，不妨把目光放得长远一点。不计较一城一地的得失，要从更长远的生活目标中来衡量当下的选择。在"我要"时，要成为"要"的主人，而不是"要"的奴隶，从而成为真正的"我"。

练习瑜伽在体式中体验着苦痛，在控制身体的过程中感觉着不舒服，但掌握了方法，你就会发现它的神奇，于是你会告诉自己干嘛要着急，传承下来的序列永远在路上，你只需要一步一步走，慢慢来，不要为模模糊糊的未来而担忧，只为清清楚楚的现在努力。

瑜伽是体悟、试验和研究生命的道场，也是和自己独处的最佳方式。每当寂静时练习瑜伽，我都感觉到由"身"到"心"上达至"灵"的交融。和瑜伽相处，就是和自己相处。

没人在乎你为何在深夜痛哭，也没人知晓你夜不能寐苦熬春秋。外人只看结果，自己要独撑过程。一个人清晨里练习，深夜里打坐，都可以安静地梳理自己的情绪。这些好处，是热闹所不能给予的。

伤痛是上师

高三那年，面临毕业，我还是一如既往的好心态，不着急不上火，玩儿得逍遥自在。

上半学期爸爸说妈妈得了胃病，叮嘱我们照顾好自己，他带着妈妈去医院治病，一去就是半年多。

我和姐姐觉得不对劲，普通的胃病不会半年不见起色吧，姐姐给爸爸说，不让我们去看妈妈，我俩就一起辍学，爸爸才被迫答应我们的请求。

距离医院大门几十米，我们看到妈妈虚弱地靠在医院的水泥院墙上，头发脱落，枯瘦如柴，整个人变形得几乎认不出来，惊讶，恐惧，难过，这种突如其来的巨大的痛苦和难过冲到胸口，我永远也忘不了那一幕，那一刻，如今想起依然会泪崩。

妈妈是胃癌晚期，很快就离开我们去了天堂！

而我，一夜成人！一改过去的吊儿郎当，开始用心读书，虽然为时已晚。但我知道，我从妈妈离开的那一刻，懂事了！知道了每个人该有自己的本分和责任。

没有妈妈的我，努力上学、工作、打拼，等到终于混出人样来时，那种沉睡在内心的伤痛时常苏醒过来，尤其是为人母后，想起妈妈的爱和不得已，而我今生已没有机会回报她，那种痛，无以复加！

他们说，人间止痛，可以是升华忘却，与自己和解，而我，选择以痛止痛。

所以，我选择阿斯汤加瑜伽，也许就是生命伤痛给我的暗示。阿斯汤加瑜伽是所有瑜伽练习方式里面体式最难的，对练习者的精进和持守要求最高的。练习时身体感知到疼痛，正是这种身体的痛，让我在练习时整个人的注意力都在痛上，无暇关注其他，因此更加专注。我感受到自己的身体从轻微疼痛，到比较痛，到很痛，再到逐渐减弱的痛，我在这种痛的细微变化里，慢慢觉得甘之如饴，迷恋上这种痛的专注和变化。也在这种痛里提升了技能，获得许多惊人的变化。

疼痛，专注，意识升华，获得身心灵平衡，瑜伽就是这么带领我，和自己、和世界之间获得一种平衡和新生。我在体式动作和身心的平衡之间，找到的是自己内心和这个世界的平衡，真是一通百通，许多人生的问题都因此开解。这，就是瑜伽练习和痛的体验带来的力量，不曾经历的人无法言说和体会它的奇妙。

伤痛是上师，这句话出自印度现代瑜伽创始人艾扬格大师。艾扬格是一个从小体弱多病的孩子，十四岁开始练习瑜伽，十八岁开始瑜伽授课，三十多岁就在全世界各地传播和教授瑜伽课程，活了九十多岁，是瑜伽改变了他的多病之身和命运。

艾扬格在六十岁左右遭遇一场车祸，严重的伤害，使得他连最基本的体位姿势都不能做了。经过九年时间，他又凭借超人的毅力和努力，恢复了健康。

身体的伤痛，带给艾扬格启迪，他因此创立的艾扬格瑜伽，就和阿斯汤加瑜伽大大不同，艾扬格瑜伽属于哈他瑜伽，它关注正确的方法和呼吸以及对疾病的神奇恢复功效，所以安全性是它的重点，在练习过程中，善于利用各种辅助道具以尽量避免和减轻对身体的伤害，凳子、木块、沙袋、毯子、垫枕、布带等工具让许多看似遥不可及的动作不再复杂。

在艾扬格看来，瑜伽是让人们通过冥思和形体锻炼，把精神集中，对其进行约束和正确的引导，从而实现个体与宇宙万物之灵相融合，最终获得自我解脱的方法。人生中的伤痛，不论来自外部世界的意外，还是内心的重创，总是需要出口的，瑜伽就是其中之一。

在我这些年练习瑜伽的过程中，因为从未抱着急功近利的心态，也没有对体式达到什么标准的刻意追求，所以，一切改变都是在暗中发生的。这让我明白，瑜伽，首先是心态要正，不要抱功利目的，更不要急功近利。只有这样，你才能平静平和，才能慢慢进入瑜伽状态，经过练习达到一种平衡。

练习瑜伽时，大脑的四个半球和心的四个腔室获得平衡，这种状态使我们远离并解脱于苦乐，过去的体验不再浮现，未来的计划也不会扰动当下的节奏，由此只剩下静心观察与纯粹体验。

痛苦程度降低，即使意识波动减少，让心智从过去到未来，从未来到过去的翻滚捻动得以平息。安住当下，关照升起，平衡出现——这即是人脑的平衡状态。

这种平衡里就没有喜乐、没有苦痛、没有评判，只有专注和平静。

瑜伽是我人生伤痛的出口，也是很多人的伤痛上师，只有坚持过，用心过，用时间和真心，才能抵达真正的自己，才能超越俗世凡尘的痛苦，达成人生的开悟。

　　有朋友说，你怎么那么能说，那么会讲道理，还时常金句频出，仿佛人生的道理你都懂了。你是不是偷偷读了很多书啊？也有粉丝经常问我，姐姐，给我推荐一本书吧，也许读了对我有用。

　　其实真没有，我的书读得少到我自己提起都汗颜。阅读可能会让许多人有豁然开朗的感觉，但过后依然是道理就是道理，书就是书，不能转化到生活应用里改变自己。那是因为只有理论没有实践。这些年的瑜伽经历，让我明白，只有去做，一切才能发生改变。

　　我这四十余年，坚持得最好的事情就是练习瑜伽，是它带给我最彻底的改变和开悟，就像灵魂彻底开了"天眼"，把什么都看明白了，你一问，我就知道是怎么回事，就是能透过现象看到本质。

　　在我的粉丝中，不计其数的女性，向我倾诉她们的痛苦，失恋、离婚、

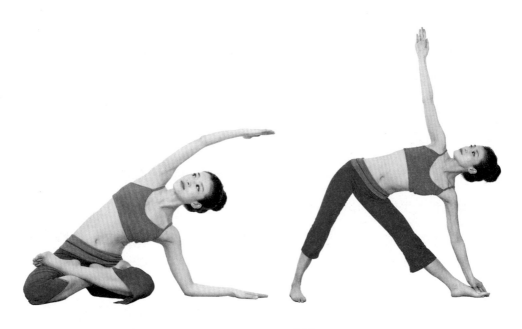

丧亲、背叛……无一例外都是人间苦痛。经过我的指点，悟性好的很快行动起来，人生状态发生翻天覆地的变化，太多喋喋不休诉说不行动的，那是还没有开悟，我想，只有留给时间去解决。

瑜伽，也只是疗愈痛苦的其中一种方式，它适合我，适合他/她，却并不一定适合你。我只是想用我的经历告诉亲爱的你，痛苦，迷茫，就像打碎了鸡蛋壳的缝隙，那是光照进来的地方，不要怕！

我们奔跑，心太急，身体脚步跟不上，摔跤了，你能去责怪脚下的路吗？

如果摔倒了，那就是提醒你，太快了，慢下来，停下来！

我总相信，生命里的每一次疼痛都是带着使命而来的，是来迎接我们的，不是来惩戒我们，而是来告诉我们，路，也许该转弯了。

亲爱的，你的痛，你懂了吗？

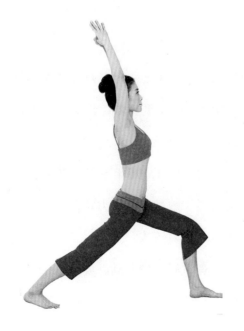
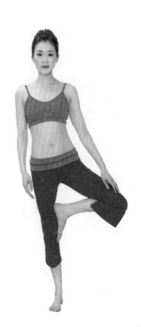

一条通往美丽的路

某些时刻，甚至很多时候，人生很艰难。

它待人刻薄，待女人尤其刻薄。多年不见一个男人，他或许只是发量少了或者腰身粗壮了；可多年不见一个女人，她或许就已判若两人，变好或者变坏。苍老了，满面岁月的烟尘。当然，也有岁月败不了的美人。岁月催人老，却也有慢和快。

没人能选择岁月，庆幸的是，过怎样的生活，选择权在我们自己手里。有的人，有一天突然发现自己没有热爱的东西了，或者，从没有热爱的东西，就像忘记关闭的水龙头，进入浪费时间的状态。生活颠沛，不在乎身体，没有了灵性。渐渐的，美貌也会变得平庸，再昂贵的护肤品也无法恢复。

有些女人，原本淡淡的，像湮没在万花丛中的雏菊，几年不见，却重新开了花，容光愈盛。从她的光彩中，人们一定会发现，她是多么努力让自己盛开。这些女人就像武林高手，武功不辍，年龄越大，越见真工夫。

谁过日子，都是修炼。只不过女人过日子，有时候更像渡劫。要锤炼生活，更要自我修炼。同样失恋，有些人怀疑自我，有些人却收拾好自己开始新一段恋情。我们无法选择不失恋，但有权选择失恋后怎样过生活。这世界没有让人醍醐灌顶的话。真正叫人醍醐灌顶的，只能是一段经历。

从小到大，别人夸奖我的词汇中，很少出现"漂亮"这个形容词。可爱、聪明、乐观、开朗……反而是现在，我经常听到这个词。这个词关联的，常常是一个问题：这十年，我经历了什么。

22岁时，我146斤，带着初出校园的稚气和纯真。23岁，我找到了自己喜欢的工作，同时也成为了栏目组里最胖、最丑、最笨的姑娘。24岁的某一天，我决定开始健身。为了保持健康，也为了变美。我开始跑步，每天一万米，练习瑜伽一个小时。

我是易胖体质。看着同事怎么吃都不胖，我时常感慨："人生真是不公平啊！一些人毫不费力就能拥有的起点，却是另一些人拼尽全力才能到达的终点。"

但是，我也经常这样自我安慰：那些不费吹灰之力就能保持苗条身材的人，不会像我这样重视饮食和运动，也许老得更快。什么才是公平，岁月会给出答案的。

十年之后，我成功减掉了多余的脂肪，还有机会在更广阔的平台，和更多人分享我的人生。

说起坚持瑜伽，总有人向我表示钦佩："你真是自律！你是怎么坚持下来的？"说实话，我觉得瑜伽和意志并不是"必然关系"。能坚持瑜伽，是因为我始终在享受练习的过程。

在曾经的我看来，坚持是一件很难的事情。但通过练习瑜伽我发现，控制自己的身体，改变自己的心，比试图控制他人，改变环境要简单快乐得多。我沉迷于这种快乐，每日不间断地持守练习。

人生本来如此：喜欢的事自然可以坚持，不喜欢的怎么也长久不了。

初学瑜伽的经历，真是终身难忘。

练习瑜伽的人一定都听过一句话：练习，一切随之而来。这真的是一句很正确的"鸡汤"。不要以为，这句话里的"一切"，指的是一切美好的东西。实际上，"一切"包括了所有，美好的和痛苦的。开始练习瑜伽，我们的身体最先体会到的是紧张和痛苦。要经过持久不懈的练习之后，从痛苦到放松，放松到舒适，愉悦才会随之到来。

初学时期，有些动作做不来，我总是很着急，甚至耿耿于怀。有一天，我忽然发现自己已经可以腹部关闭，背部挺直。那一刻的感觉，像是在沙漠中畅饮一瓶气泡水。

练习阿斯汤加瑜伽第一序列时，因为阿汤本就是系统的，和其他瑜伽不一样，每天的练习就是重复，不需要画蛇添足的加体式或减体式，重复，再重复。重复，就是最大的困难。但当我克服枯燥越来越专注时，我体验到了瑜伽的魅力——尽管每天的体式都是重复的，但每天的练习感受却完全不同。

有些时候，练习瑜伽是喜悦的；某些时刻，它也伴随着痛苦。最难的不是开始也不是结束，过程最难熬。我那时经常有这样的经验，练着练着不想练了。但好的、坏的、积极的、消极的、喜悦的、悲伤的……如此丰富的情感每天在生命中上演，让我鲜明地感受到，"自己"是如此强烈地存在着。

练习瑜伽的经历让我意识到："觉知当下。"真正知道自己在想什么以及要什么的人，可以简洁而坦白地应对外界。

练习哪种瑜伽，学会哪个高难度的动作，只是一个符号而已，其实并没有什么意义，关键是，你如何学会这些。村上春树说，他在跑步时，"整个人仿佛进入自动运行状态，会不断超越他人。"

我亦同感，人生半程，我已将大多同龄人甩在身后。

我二十几岁的时候，迷茫又着急，想要房子、车子，想要旅行，想要高品质的生活。那么年轻却觊觎整个世界，那么浮躁却想看透生活。我不断催促自己赶快成长。

是瑜伽，教会我去寻找，不被蒙蔽，从而发现真正的心的自然需求。

在看《动物世界》时，认识了一种动物——非洲豹。非洲豹在捕食羚羊时，会隐藏在羚羊出没的草丛中，竖起耳朵四处转悠。当它觉察到羚羊群的存在，就会悄悄地慢慢接近羊群。越来越近，突然羚羊有所察觉，四处逃跑。非洲豹就像箭一般射向羚羊群。它紧紧地锁住一只羚羊，直向它追去。

羚羊跑得飞快，非洲豹更快。追逐过程中，非洲豹超过了一头又一头站在旁边观望的羚羊，它没有改变目标，而是越过一只只离它更近的猎物，一个劲地朝着目标追去。羚羊跑累了，非洲豹也累了，在累与累的较量中，比的是最后的速度和耐力。终于，羚羊倒下了，豹牙直朝羚羊的脖颈咬了下去。

如果非洲豹丢下那只跑累了的羚羊，改追一头离它更近的羚羊，我想最后可能一只也追不上。

成长，就是不断拨开四周的迷雾，锁定目标前进的过程。我们总是喜欢拿"顺其自然"来敷衍人生道路上的荆棘坎坷，却很少承认，真正的顺其自然，不是左顾右盼，而是朝向目标奔跑，是竭尽所能之后的不强求，而非两手一摊的不作为。

就像瑜伽有很多种，哈他、流瑜伽、阿斯汤加……不是体式越难越好。初学者多选择哈他，有经验的练习者可以尝试阿斯汤加，年轻活力健康的身体会偏爱流瑜伽体验……选择适合你的练习方式很重要，坚持练习，才会有真正的收获——就像那只非洲豹。

别被那些看上去很容易、很美丽的事物诱惑。坚持才是最"物美价廉"的。因为，坚持的成本最低。别追不累的羊，心无旁骛，抓到属于你自己的羊。

电影《东邪西毒》中有一句台词，"每个人都会为一些东西而坚持，其他人会觉得是浪费时间。但对于这个人来讲，却很重要。"每个人坚持的事情不同，但为了一件事拼尽全力的热血和意气却是相同的。

虽然我仍坚持认为，不是我坚持了瑜伽，而是瑜伽让我变得更有耐力，学会了坚持。

是坚持，成就了我人生的高光时刻。

第四章

我手写我心

你看过世界见过众生，才发现你最需要见的就是自己的心性。当你爱上了自己，你也爱上了万物众生。

纳兰瑜心私享会

纳兰瑜心私享会的雏形其实是"粉丝见面会"，在我不足 20 万粉丝的时候，济南和周边城市的姐妹们倡议：纳兰，你做个粉丝见面会吧，我们好想见一见你。

吃吃饭，聊聊天，本来计划的就这么简单。但我想，如果能有一个机会见面，吃吃聊聊固然好，不过这也太单一了，或者说，营养太低了。我想让所有人，能从我这里得到帮助，并为生活带来实质性的改变，这才有意义和价值。

最初触动我这个想法的是姐妹们给我发的上万条私信。随着粉丝数量不断增长，我的私信里也装满了姐妹们对情感、对工作、对生活的迷茫、困惑与期待。35 岁以后的我，对自己对人生已了然于心。在做抖音之前，本以为大多数人的生活应该都如我一般岁月静好，但当我每天打开几百条未读消息，看到六成以上的私信都是倾诉她们生活中各式各样的烦恼时，我才知道，虽然我们可能住在不同的地方，却面临着同样的问题：职场的迷茫，情感的困惑，甚至自我的迷失。

心不快乐了，那还谈什么生活？

就这样，我成了远方姐妹们的"树洞"，你们愿意揭开伤疤给一个陌生人分享痛苦和不幸，更让我感受到一份沉甸甸的责任。这，也成了我落地"纳兰瑜心私享会"的原动力。

私享会的分享内容除了我成长路上总结的方法与心法，有关瑜伽练习带给我的人生感悟外，更重要的是在讲女性成长。身边很多姐妹包括我自己在内，在妻子、母亲、职场等多重角色下，会共同面临的问题，这是一个女人无法回避的生活现状。

每场私享会大概 40 个名额，姐妹们从全国各地赶过来，深圳的、新疆的，甚至有从澳洲赶来的，有老粉也有新姐妹，甚至台风天都不能阻拦大家的热情。

大家对我给予这样的真爱，我要给予大家更多更真的爱。我是典型的山东姑娘，朴实厚道懂感恩，这跟山东孔孟之乡的文化有关，也跟父母从小对我的教育有关。所以，我希望每个来"纳兰瑜心私享会"的姐妹都能"满载而归"。我希望把我近 20 年的沉淀都分享给大家，我希望私享会能够完美，又担心不够完美，这就是我的不安。每场私享会结束的当天，我都有一种空落落的疲倦感，姐妹们心疼地说：纳兰，你真的是掏心掏肺掏空了自己！你们说这句话时，我知道，我的目的达到了，我的心也因此注入了新的动力和能量。

随着线上课程上架，如今会员已经累计过万人，纳兰瑜心由最初的私享会演变成了"线上课＋线下沙龙＋终身免费会员"的形式跟大家见面，由我一个人讲两天到可以两天面对面解决 40 位＋的姐妹的切实问题，我从中得到的成长和启发比任何一个姐妹都要多，都要大。如今 42 岁的我感觉只有自己日日更新，日日精进才能走在前面，才能更久地陪伴你们以及成长。

我深知越来越多的姐妹来到我的身边，不是因为我优秀、智慧，而是因为我懂你们所经历，你们当下缺失的刚好可以由我来填补。

愿这份善良与爱，永远与你我同在。

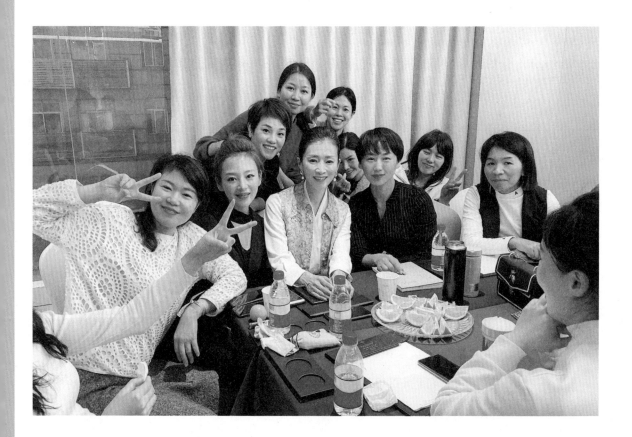

真诚是唯一的道路

在我的抖音作品或者直播间里，有些初相识的朋友会说我"天天熬鸡汤"，但常常看我作品的粉丝姐妹都懂得，它不是大家印象里简单的"鸡汤句"，而是我人生中经历过的至暗时刻的所感所悟。那些抖音作品与其说是创作，不如说是我的自我整理、分享，我的视频日记。每一个作品看似零散、没有"套路"，却有根有魂。

分享日常是快乐，得到回应就快乐加倍。把心里的想法通过自媒体的形式呈现出来，是我的初心。没有特意设计过"人设"，也没有想过营销和套路。

我分享日常琐碎，是想让你看到，日子虽渺小重复却充满小确幸，这就是庸常又美好的人生。

我分享曾经的失败，是想让你知道，生活总是难过，明天不一定更好，但更好的明天一定会来。认真生活就能找到被人生偷藏起来的糖果。

　　我分享兴趣爱好，是想让你懂得，生活原本沉闷，但跑起来会有风。

　　我分享梦想，是想向你展示有期盼的生活才有未来，你未必光芒万丈，但要始终温暖有光。

　　一直有朋友咨询我短视频创作的心得和方法，其实我没有什么独特的方法，我只有真实和真诚的"心法"。我坚信，人与人之间，唯有真诚，才能到达彼此灵魂深处，唯有真诚，才会有能量的流动与传达。

　　我常说，这是一个最好的时代，我的粉丝从 0 到 100 万，涨到全网近 500 万，我误打误撞站上所谓的风口。我的面前摆着好多岔路口可选择，有的路可以短时间内实现所谓的财务自由，有的路需要带着你的初心缓慢前行。我选择了后者，不做风口上的猪，而要做有翅膀的鸟。我相信付出真心，收获的肯定也是真情。

　　我的作品里几乎没有负面评论，打开全是知性、优雅、气质的溢美之词，这对我来说是最珍贵的馈赠。

　　每天，我也会收到满满的私信，我们素未谋面，但在大段大段的文字里，我读到的是一颗颗信赖的心。

　　"纳兰老师，你知道吗？每天晚上我都是听着你的直播入睡，你的声音是我的一颗安眠药，你都不用正襟危坐，就出现在直播间里，东一句西一句地说些什么，我就心安了。"

"纳兰老师，今天又和老公吵架了，厨房里没有开火，屋子里两个人比一个人冰冷，我把你的作品从头到尾看了一遍，你声音传出来的那一刻，我心里才暖和起来。"

"纳兰老师，谢谢你的文字，今天在单位又遇到了奇葩事，刚回到家微信里出现了一条信息：你的公号更新了，点开一看，这些温暖的文字似乎正是写给我的，谢谢你，驱散了我心里的阴霾。"

看，这一个个敲出来的文字，每一个字背后托付的都是信任，每一个字都承载着她们对生活的无助和无力。我俨然成了她们拼命要抓取的稻草，所以才会看到我安心，听着我的声音入睡。

我不是专业老师，也并非心理专家，却被你们托付了深藏心底的情绪和心事。你们在我面前"素颜"，我知这是对我的信赖和喜欢。你们那些脆弱的、抑郁的、不那么讨人喜欢的一面，也不必遮遮掩掩。我愿开心的时刻与你同乐，沮丧和失意也一起煎熬。因为我们是彼此托付的朋友。

你们予我，是全部信任，我对你们，也唯有真诚。

很多人曾经劝我：当下，噱头足才能迎风而上。作为从业多年的媒体人，自然知道，能吸引人眼球的标题和内容传播率更高，煽动大众情绪的作品比正能量在某种程度上更具商业价值。也经常有客户拿着产品找上门，一次，我对一位拿着合同带着诚意来找我的护肤品牌方说，我不能马上答应他们的合作，虽然他们的产品是知名品牌，不过，我没有用过，我需要一个体验周期，能亲自体会到产品确实够好后才能分享出去。与客户合作也是如此，"不是有钱，我们就能合作"是我经常挂在嘴边的一句话。

风口瞬息万变，快节奏的当下，每个人都有自己的操守和底线，而我的底线就是永葆初心的真诚，做温暖知心的疗愈系纳兰。很多人会觉得我的坚守有些"天真"，觉得既然风口来了就不惜一切抓住，抓住机遇没有错，但我绝不会以出卖和兜售灵魂的方式去变现。我用真心去拥抱每一位纳兰娘家人，每一位娘家人也把加倍的真心又回馈给了我。

作为女性成长领域的分享者，我已经找到了我的方向和使命。自媒体是一个平台，让我有能力去抚慰和指引更多的需要一起成长的灵魂，这是自媒体带给我的意义。

未来女性成长之路还有很长很长，我相信我可以一步步走下去，用我全部的真诚和热情。

职场不相信眼泪

说起来，我的人生履历真的很简单，21 岁参加工作就在电视台，一呆 17 年，38 岁裸辞创业到今天。

但是，17 年的职场人生，我把什么都经历过了。职场的酸甜苦辣咸，个中滋味，历练我，也成就我。

我记得，当时我去电视台实习，还是家里托人找了关系的，因为能去电视台的人大多都有专业背景，不是电影学院就是广播学院，不是播音主持就是电视编导这些专业的，而我，学历低专业差，能有个实习的机会，已经是很不容易了。

很自然，实习期满，领导就叫我走人，因为我哪个条件都够不着电视台的要求，学历、能力、外形，一个都不行。

我很绝望。不知道离开这里还能去哪里，于是我就傻傻地去找领导，要求留下，我哭了，说我什么都不要，不要工资，只想留下来有个学习的机会。

我也不知道自己哪里来的破釜沉舟的勇气，甚至都没想过，不要工资我怎么生活？

就这样，我留下了。不论多苦，我依然十分感谢那位答应留下我的领导。

于是，我开始了一个边缘人的职场生涯。一个没有工资，没有编制的编外人员，其实就是在那免费打杂，帮大家取拿物品，扛机器，倒带子，订盒饭，打扫卫生……看到什么事做什么事，全凭自己的眼力劲儿。

虽然很多节目的过程和细节我都在参与，但是，我却从没有资格参加核心的工作会议，因为我"实习未满"非正式员工。曾经有一次，我自己感觉那档节目我参与了不少事务，可能开会时需要我传递点信息什么的吧，策划会虽然没有人叫我参加，但我自己鼓了很大的勇气，搬了个小凳子，坐在门边，一边给大家开门迎送，一边拿着笔记本准备记录。可是，当人都到齐了，领导环视四周，扫了我一眼，干脆直接地说：小胡，你不用参加这个会议，你出去吧！

那是我人生中最快速的一次撤退，嘴里说了声"好的"，一秒钟离开了房间，感觉自己是被领导的冷漠和同事的无视推出来的，我不想走但是我不能留。我躲在卫生间泪雨滂沱，那种被嫌弃、被漠视、被忽略、被打击……终生难忘记！我告诉自己，这是我的选择，除此之外，我没有退路！忍！话说哭有什么用呢？乖乖把脸洗了又洗，确认看不出来哭过，装作若无其事的样子继续工作。

现在回过去看，这件事依然深深烙印在我心头，那时候的心，是多么脆弱和敏感，领导看我的眼神，大家看我的目光，我自惭形秽的样子，像受伤的小动物一样默默偷偷地舔平伤口。你说，哪个职场中的女战士，没有受过伤？没有哭过呢？

那时候，我租房每月150元，我不好意思给爸爸要钱，我告诉他我实习就开始有实习工资了。而真实的境况是，我一直在拆东墙补西墙，都是从同学那里东借西还糊弄着过，过了今天不管明天。这样的境况，持续了大半年，免费干了七个月以后，栏目组有位仗义的大哥看我很勤快又可怜，替我说话，我的境况才得以改善。

那时候，我真的从未敢有非分之想。总觉得导演这种角色是很神圣的，根本不是我够得着的。我只需要本本分分做好自己该做的事，为大家做好服务就可以了。甚至有一次，有个同事不服气自己的名字只是个导演助理去找领导理论，领导竟然在会议上因此提名表扬我，说大家怎么不像小胡一样踏实本分，从不要求什么，人家就知道自己这辈子都不可能当导演，所以工作踏实认真本分……这样的表扬，我真不知是该高兴还是难过，但那时的我，确实是没有野心的，一切照单全收。在大家眼里，我对事情大小、工资高低、人好人坏，全无评价全无要求全无意见，就是怎么样都行的一个人，只要用得着我，我就去做，而且必是全力以赴的。

正因为没有野心，我在现场为大家服务时，多多少少的，好多事情也进了心里，进了耳朵里，在台侧跑腿递东西时，也知道了导演怎么跟演员沟通，怎么跟主持人对稿子，怎么协调嘉宾……

职场真的不相信眼泪，只相信你努力不努力。那些日子，真的宛如卧薪尝胆，我用心去做每一件小事，用心观察和记录每个导演的工作细节，甚至自己偷偷模拟导演写策划方案，写文案，甚至慢慢觉得，导演也就那么回事，我做，也不一定做不好，甚至还可以创新，不是特别喜欢很多老导演的"换汤不换药"的固定模式。

从外联到艺人统筹，从导演助理到导演，从主创导演到制片人，我把做节目的所有岗位几乎都做过了，其实每个岗位都很重要，你都能从中学到不少东西。我的卑微无形中给了我比别人更多对这份工作的敬畏和尊重。

几年后的某一天，终于有个机会来临。因为导演临时出了状况，无人接替，领导找到我说，你来试试！机会就是这样给有准备的人的。我的表现得到大家认可，八年时间，我的名字终于出现在导演这个职务后边，被打上了电视屏幕。

在电视台这样的地方，要么有颜值，要么有才华，可是我真的什么都没有，卑微到无力怨天尤人，我这么差，不怪别人看不见我，我这么差，不怪别人对我那么冷漠……

17 年的经历告诉我，职场不相信眼泪，但成功，绝对离不开细节的成全和不懈的努力。

所以，如今，经常有粉丝在直播间问我关于职场的困惑，诸如领导不器重自己啊，同事难相处啊，小人作祟啊……每当这种时候，我就会回想起我那些年的经历，我就觉得这些经历太正常了，我当年也痛苦，也哭，但是我接纳这一切，并且从未因此放弃努力。

接纳意味着我们对自己有清醒的认识，知道自己的不足，韬光养晦，努力去成长，因为抱怨于事无补，还会阻碍我们进步。接纳自己的不足和各种处境，接纳自己不被看见和重视，相信凭着自己的努力，总有一天，你会发光。

历事练心，如果我们总是抱着善待生命中遇到的一切好恶，总把它们当成来历练我们的必经过程，看到自己内心的需求，看到自己的方向，就没有什么好抱怨的。职场生存也是丛林法则，不进则退，每一段经历都是生命中宝贵的财富，心态好了，一切都会好的。

愿每一个在职场不如意的你，都能首先善待自己，接纳一切，努力学习，不虚度年华，不辜负岁月！

感受爱

在哪一个瞬间，你能感受到，自己是被爱的?

一个初为人母的妈妈说："女儿满月那天，我给她喂奶，她突然冲我微笑，那是她第一次冲我笑，也是我第一次感受到她的爱。"

一个名校大三的学生说："暑假的第三天，我陪妈妈体检，妈妈被查出患有恶性肿瘤，但是她在我面前却强装没事儿，后来我知道她背地里对我爸说：'我不怕死，就怕女儿伤心痛苦。'"

一个北漂的职场白领说："多年之前，老爸托人从法国带了一盒护肤品，但是三年后才送给我，已经过期了。他不知道护肤品也有使用期限，但是爸爸的爱是没有期限的，虽然他已经离开了我。"

一个在深圳打工的小妹说："我失业了，回到四面徒壁的出租屋，房东还说要涨 500 块，否则一个月之内搬走。房东离开后，发现家里只剩一包方便面，我绝望的坐上地上哭，小狗跑过来趴在我腿上，还用小脑袋蹭呀蹭，好像在安慰我'别难过，还有我。'"

......

你看，爱就在生活的细枝末节里，我们会在那一瞬间拥有失语的感动。爱的模样是无私、是陪伴、是思念，是很多我们不曾在意和不曾感知到的样子。

有时候，你并不缺爱，你只是无法感受到爱。因为感受爱，也是一种能力。

我记得在我的会员粉丝里，有一位入职不过两三年的姑娘，她有着985名校的学历，毕业后进入了一家很多人挤破头都想进的单位工作。在这个单位上了半年班后，姑娘抑郁了，原因是她有能力，却不知道如何处理体制单位中纷杂的关系。家人不同意她离职，直到她连续四天四夜合不上双眼后，父母妥协了。

在她从体制单位离职后，遭遇了骗局，欠了一笔不小的钱。我知道，这位姑娘非常有才华，她只是被安置在了一个不适合她的地方。对她的境遇，我特别心疼，也为她的才华惋惜。我特意拖朋友给她介绍了一些适合的工作，没想到都被她婉拒了。

不久前，她给我发来一条信息，告诉我她找到了一份工作：义工。我本来想劝劝她，让她去做一份薪资更高的工作，后来我打住了。我忽然意识到，她的选择难道不是我当下的选择吗？

身边很多朋友看不懂我，说你创业初期步步艰难，不该选择利益最大化的事情去做吗？像纳兰瑜心私享会这种利润微薄到可以忽略的项目，可以过些年用来颐养身心，找找存在感的。可是我心里明白，这件事情给我的价值感，超出了金钱、利益之所有，这才是我真正想做的事情！

最近在读一本书，美国心理学家和情绪智力专家珍妮·西格尔的《感受爱》。作者写这本书的原因是，她唯一的女儿因为患抑郁症自杀，她自认为对女儿给出了足够的疼爱，事实却是女儿因为缺爱选择了结束自己的生命。

我们不能快乐，或者不够幸福，没有安全感，会归因为金钱、房子、车子、名利。珍妮在书里告诉我们，这些物质生产不出爱。

樊登读书会发起人樊登老师曾经举过他自己的例子：在北京工作时，以为买套房子就有了安全感，买了房子后，又觉得还上房贷就有了安全感，事实却是，房子有了，房贷还完，在偌大的北京，心里依旧是空落落的不安全感。

此刻正在读这些文字的你们想必也有这样的体会，感情中受伤时，总是觉得一掷千金可能就会换取爱与幸福，事实是，等你刷完卡，拎着价格不菲的包从店里走出来的那一刻，心里依旧是逆流成河的悲伤。

那么，怎样才能感受到爱？什么会给我们带来爱？

珍妮告诉我们，一种叫"催产素"的物质可以带给我们爱的感受，不过，金钱和名利都不能分泌这种物质，能催生"催产素"的，是奉献、爱心和善举。

比如，哪怕你花一分钟的时间，从地上抱起了一个摔倒的孩子，孩子冲你一笑，对你说声谢谢，这种感受就会让你一天的时间里都感受到快乐。而当你心中有快乐，被幸福填满时，你就不会介意自己是身穿名牌还是只是一身最简单的牛仔 T 恤。

正如开篇提到的年轻姑娘，当下，她可能欠了一笔不小数目的钱，但让她在这个世界继续活下去的，不是给她物质的帮助，是让她心中先感受到爱，被填满爱，先有她这个活生生的人，才会有其他的外在。

没有人看见草生长，但也许哪一天蓦然回首，已蔚然成荫。愿爱之路漫长～

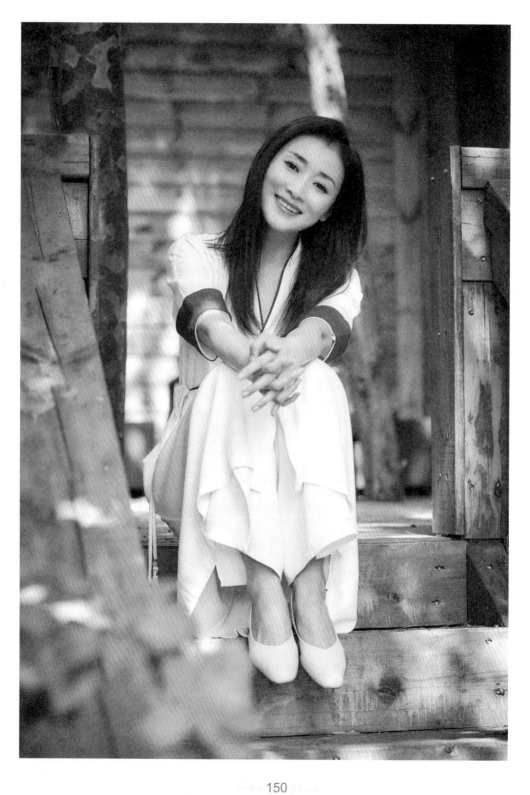

亲爱的，请允许自己带着问题生活

数月前，一位会员小姐妹的留言曾给我带来巨大启发，她说她曾患有焦虑症，因为自己的焦虑问题曾多次去做心理咨询，但是做了不到 10 次咨询，她主动结束心理治疗，慢慢地，她竟然变得和正常人一样开始正常的生活了。她的朋友不解，就问她原因，她说，医生的一句话是治病的灵丹妙药。

那个医生说，反正你死不了。她听完之后就感觉当头一棒，她整天担心自己胸闷，头疼，胃不舒服，气血不畅，多次去医院检查，没什么毛病，就是一直活着，好好的，死不了。所以，她一下子打通了任督二脉，觉得要死要活没什么意思，就按照自己的意愿生活。于是生日那天买了纳兰瑜心线上课程送给自己，开始听课，跑步，工作，社交，现在状态越来越好。

听起来真的非常神奇。这个女生真的就没有问题了吗？她的焦虑情绪就真的完全消失了？

不是世界变了，而是她自己变了。

当医生对她说，反正你死不了的时候，她开始正视自己的焦虑情绪，她开始认识情绪其实并没什么可怕的，不会让她万劫不复，所以她开始把这种情绪正常化，甚至合理化。她开始带着这种情绪生活，并且让它成为自己的一部分。

课程中我也讲过著名的情绪abc法则，永远不要低估了自己解决问题的能力，问题不在于你怎么做，而在于你如何看待。当你改变了对这个问题的看法时，问题其实已经不再是问题。没有一个人是没有问题的，我们要学习与问题共处的智慧，不是绕开所谓的问题，而是带着问题前行，甚至与问题共舞。

最近几年，女性成长的话题越来越得到社会的广泛关注和热议。或关女性的健康和皮囊，或关女性的灵魂和内在，或关女性的生活情感，或关女性工作、女性领导力。

我作为一个新生代的女性成长模式探索者，一直都觉得女性成长是一个深刻又沉重的话题，值得我们用一生去探究学习。

在我看来，女人的一生一定要经历读书、工作、结婚生子，关注自我等诸多方面，女性成长更是一个自我探索和角色转换的过程。

在我们女人漫长而又短暂的一生中，随着年龄的增长，我们身上的角色也在不断转换，我们从父母的女儿，老公的爱人，孩子的母亲，老板的员工，闺蜜的知己……最终变成一个独立的女人。

穿梭在各式各样的角色中，你困惑过吗？

成年后的女人，大致分为两种，一种是少有困扰的，能应付得来，知足幸福，一种是有各种问题的，老师，我咋办，我咋办呢？

被困扰的问题，大约分为三种，一种是工作、家庭和生活的平衡，一种是婚姻危机，一种是孩子的成长。

　　面对有问题急于索要答案的姐妹们，我常说，慢下来，放松下来，不要急于要答案，也不要急于去解决问题，很多时候，太想要解决问题反而会成为问题！

　　实际上，没有没有问题的人生，没有没有问题的女性！放眼望去，哪个中年女人的生活不是一地鸡毛，只不过有人把鸡毛捡起来，做成了鸡毛掸子。

　　对于孩子青春期叛逆的，你就做一件事，就是所有你认为当下该做的事特别想做的事都不要做，不要急于批判，指导，教训，如果你有智慧跟孩子做朋友，那是极好的，孩子在任何时候最最需要的永远是懂得，懂得大于你以为的爱，如果你没有能力和孩子亲密相处，做好你该做的事，把成长交给时间，尊重孩子的选择，让孩子在试错中成长！

　　对于在工作家庭之间两难的女人，你要清楚地知道，职场宝妈没有人能做到绝对的平衡，每个妈妈都是在一边思考一边调整中去寻找自己的那个平衡点。

　　人生，也许，就是个不断选择的过程，即使选择错了，也无妨，多少人不都是经过错误的选择，才知道真正的需要是什么的吗？很多时候，我们似乎在选择中错过，又在稀里糊涂中好像越来越接近真相。

　　人到中年，婚姻问题、孩子成长、父母衰老，这些都不是小问题，正如樊登老师说的，你想失去哪一样呢，所以我们没有资格抱怨，哪个问题都需要我们用心对待和选择。

　　婚姻搁浅了，不知道是离婚还是继续，孩子学习达不到自己要求，青春期叛逆要怎样沟通，父母生老病要不要住院怎样更好……问题总是解决完这件还有那一件，最后发现，没有问题的生活哪叫生活呢，有时候，解决不了的问题，你若放下，时间会帮你解决掉。而我们，唯有安心接受那些属于我们的问题，并带着它们淡定地生活，到最后，没有解决不了的问题。在时间面前，我们终会明白，我们要的是什么！

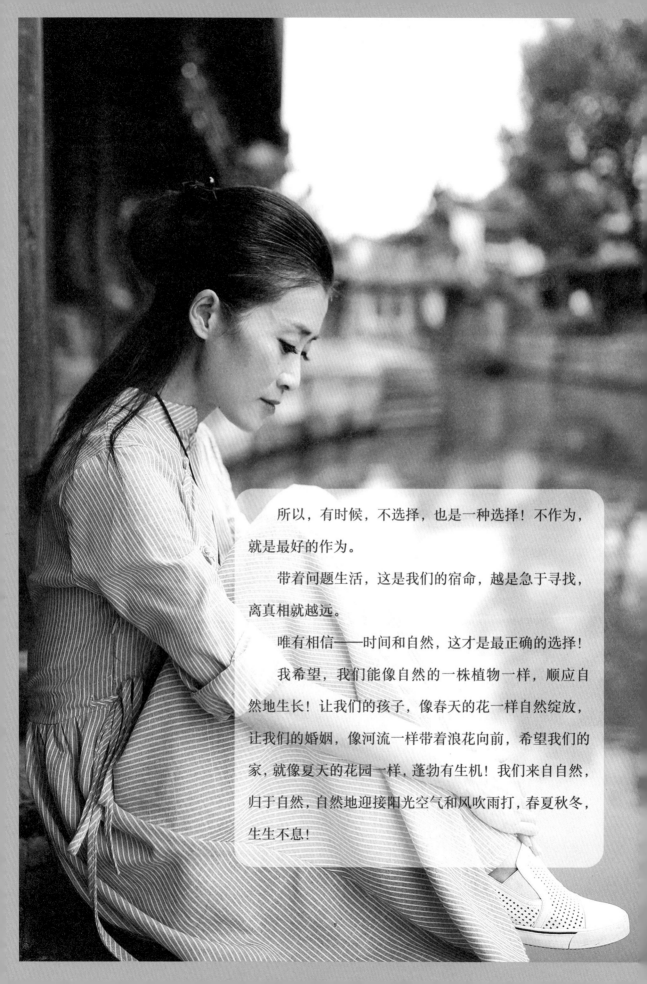

所以，有时候，不选择，也是一种选择！不作为，就是最好的作为。

带着问题生活，这是我们的宿命，越是急于寻找，离真相就越远。

唯有相信——时间和自然，这才是最正确的选择！

我希望，我们能像自然的一株植物一样，顺应自然地生长！让我们的孩子，像春天的花一样自然绽放，让我们的婚姻，像河流一样带着浪花向前，希望我们的家，就像夏天的花园一样，蓬勃有生机！我们来自自然，归于自然，自然地迎接阳光空气和风吹雨打，春夏秋冬，生生不息！

做最自信的自己

这么多年以来，我都是闺蜜的垃圾桶，尤其是近几年开始深度涉及女性成长领域，这种情况更甚，虽然给到她们的时间越来越少，但我喜欢做她们的树洞。

"呀，你今天的口红色号好俏呀"，这是闺蜜芹见到我的第一句话，回想起她嘲笑我连一支口红都没有的日子，恍如隔世。

两年前因为生宝宝，她辞职回家做了全职妈妈。短短两年她竟判若两人。

落日的余晖透过玻璃洒在她的发梢上，脸上，她的脸色略显黯淡，宽大的 T 恤，破洞牛仔裤，巧妙地遮住了她尚未恢复的身材，印象里，她永远是 10 公分的高跟鞋，雷厉风行，永远是纤腰盈握，珠光宝气，那天的她有点尴尬，甚至有些怯怯的，这是我印象中她第一次"低下头来"讲话。

这是她第一次和我聊起她近两年的生活。她说，辞职后她再也没有买过一件千元以上的衣服，也没有为自己报过任何业余爱好班，更没有和老公完整地度过一次周末。她觉得自己在家带孩子没有任何收入，没有任何价值感，不配拥有更好的穿着。现在的她常常因为老公无意的一句话就倍感受挫，甚至会怀疑自己没有能力做一名合格的妈妈。

在她的吐槽发泄里，我看到了一个不同以往的芹。

恍惚间，我想起自己辞职搁浅的那段日子，跟芹恰恰相反，那半年多是我觉得真正活得自由和自信的日子。

工作时，我是从来不做饭的，辞职的那段时间，我竟然爱上了厨房，我儿子经常在同伴那里炫耀，我妈妈做饭很好看。是的，口味一般，但是极其精致用心。我给家里添置了很多餐具，有质感的餐具，精心的摆盘，每一餐都暗含着我的心意和审美。那段时间很多朋友都愿意下班后带着孩子来家里做客，我会搞一大桌子，颜色各异，花样百出。他们异常惊叹，一个从不做饭的我竟然还是被耽误了的美食家。

那多半年，我穿着最便宜的衣服，穿梭在大街小巷，30块的吊带背心，瑜伽裤，人字拖，但我觉得我很美，仿佛自己就是这条街上最美的姑娘。

现在想来，其实我是爱上了那种放松、自由、自信的感觉。那段时间我特别忙，我终于可以停下来，让孩子吃上我做的饭菜，我终于有时间专心地练习瑜伽，我终于可以坐下来，喝一壶茶，读一本书，我终于有机会静下来，想一想我是谁，我要过怎样的生活。

我觉得那是一个特别好的了解自己，整理自我的机会，至今想来，那该是我人生当中最最重要的时期，没有之一，因此我从来没有因为辞职而感到落寞过，自卑过，自我怀疑过。

同样是职场回归家庭，我跟芹却活出了截然不同的生命状态。也不是做过高管，就一直比别人高，也不是成为全职太太，就没有了自己。任何一种正循环和负循环都可能在不同的认知和心态下发生。如果你坚定了自己的选择，无论命运把你抛在哪里，你都可以就地展开做你力所能及的事，去实现和创造自己的价值。女人最好的样子就是"自信"，没什么可以阻止"自信"在你的生命中发挥作用。

在我的直播间里也经常有姐妹问，老师，我不自信，玻璃心，怎么办？

建立自信的第一个大敌是"我不配"的想法。"我行吗？我可以吗？""我和谁谁比不了。"我常常听到这样的话。"我不配"与"缺乏自信"常常走在一起，这两者就像魔鬼最狡猾，又最危险的武器。

不要认为自己"条件一般、长相普通"就不敢提要求，乱将就。也不要认为自己只是一个能解决孩子温饱的全职妈妈就没有价值，带孩子，操持家务，解决各种琐碎事情耗费的精力，并不比职场少。我们不需要给自己设定标准，尤其在亲密关系中，每个女人都值得被呵护、被宠爱。如果自己都觉得自己不好，还期望谁会发现你的好呢？

建立自信的第二个大敌，就是过于依赖别人的认同。

每位女性都有选择生活方式的自由，身穿西服，在职场侃侃而谈的女性很美，身穿围裙，在厨房中为家人精心准备三餐的女性也同样美。职场女性对于育儿有较高的焦虑感，全职妈妈却可以过得充实而幸福。永远要把自己的幸福感和获得感建立在自我尊重和认同上。

当你依附于别人的认同时，你必定是要委屈自己的，你没有办法完全表达自己，只会使自己陷入迷茫讨好的境地。如果你执迷于他人的评价和看法，你就会忘记自己做事的初心，在追求别人的认可中丢失了自己的快乐，也丢失了自由与独立。

第三个建立自信的大敌是自我怀疑。

不要总是怀疑自己,成长是女人一辈子的功课,任何时候,任何角色,你都可以提升自己的认知和内在。找到自己的热爱,做好自我管理和规划,以便应对生活和社会的各种变化。如果现状已经糟糕到无以复加,那么你所有的"折腾"都不会让你的境遇更差了。低谷中的每一步都是向上。如果你想学一门技艺,如果你想改变自己的现状,请不要被年龄、性别和他人的眼光所拘束,大胆前行吧! 毕竟人生中的遗憾从来不是因为过错,而是因为错过。

夜幕降临,华灯初上,我和芹结束了约会,走的时候,她释然很多,眼睛里闪烁出一丝光亮。一个月后,我在小红书上看到了她的生活记录,她在运动,在做美食,在整理育儿宝典,而宝宝在成长,她说岁月静好,蓄势待发!

不必仰望他人,自己亦是风景。当一个女人建立起安全感和自信,她的各方面的关系都会向上生长。让自己成为一个有血有肉的人,做自己,相信自己,将目光投向内在,关注自己真正的需要。女人只有自立,自信,自爱,才能走上自由之路,才能活出属于自己的精彩人生。

在路上

我特别喜欢行走在路上的状态，这也是我看世界的方式之一。

在电视台工作近 20 年的时间，感觉自己就像被圈养的笼中鸟，从来没有机会出去看看。从电视台辞职后，我曾有 8 个月的时间，在外面云游。那时候就想出去走一走，看一看，去哪里都可以，跟谁去都一样。去看看这个世界，去听听风，沐沐云，去实现行走的梦想。

起初我没有勇气自己上路，一直在等闺蜜，后来因为种种原因，谁也没等到。最后我决定独自旅行，也顺理成章有了多次独自行走的经历。我几乎把整个南方的，云南，江西，广西，江浙一带的古镇都去了，也是从那时候开始养成了每年都出去走一走的习惯。

我曾在古镇枕水而眠，那是一个水边客栈里位置最好的房间，我在那个房间里，呆过整整三天，吃饭也是让摇船的大伯带一点给我。房东老太太曾过来敲门说，姑娘，你没事吧，一直没见你出门？客栈的风格极好，类似阳台的地方都是木椅栅栏，我可以坐在那发一整天呆，看一整天水。

　　出去玩的那几个月我花了十几万块，那是我当时所有的积蓄，我也不知道几近疯狂的任性从何而来。去丽江住的也是最贵的客栈，倒不是贪图什么条件，而是那里有整个丽江视野最好的房间。白天观苍山洱海，夜晚赏人间烟火，这是我从来没有过的体验。我连去了三年洱海，在那住的客栈，推开门就是海，海边经常有老人垂钓，我会帮着数钓了几条鱼，沐浴在阳光下，惬意地度过整个下午。

　　行走的多半年，是一场自我回归的旅行。回来后，我做每件事情都很坚定，我觉得找到了自己。

　　在路上，并没有特别浓墨重彩的记忆，只记得曾和老人聊过天，逗过娃娃，跟年轻人一起遛过狗，看过当地村民的演出，跟老太太一起跳过广场舞。也曾一个人在陌生的城市打野的，就是当地村民开的那种摩托车，敞篷车，半夜也敢坐。晚上从来不关房门，心中没有任何害怕和担心，这些都是我一个人。

　　当时从济南到昆明的飞机，从白天的两千多到晚上的七百块不等，为了省钱，我几次都是乘坐的红眼航班，凌晨一点落地昆明。昆明早晚温差大，我独自坐在候机大厅里冻得瑟瑟发抖，周围有老人，孩子，民工，还有为了抢一个座位爆粗口的，什么人都有。我觉得自己需要休息，就拉着行李箱满机场转，后来我在机场二楼发现了一个地方，漆黑的角落里闪着此处可借宿的灯牌。那是一家足疗按摩店，老板是个精明人，几个按摩椅，白天用来按摩，晚上可以住宿。一人一椅，一晚上一百块。之后的每次我都去那里借宿，老板娘还会根据你的航班按点叫你，很是靠谱。

一个人的旅行，慵懒惬意，勇敢无畏，两个人的旅行，妙趣横生。

后来和闺蜜一起同游云南。

她说，咱为了省那两个钱，坐凌晨的航班，何必呀？

我说，不止是省 1000 多块的事哦，重点是体验不同。

闺蜜咬紧牙关跟着我，嘟嚷着，这一周，我就交给你了。

是夜，我俩同宿足疗店。跟我们"同住"的还有另外两个陌生的男人，我挨着一个呼声震天的大哥，一觉到天亮。闺蜜说，我一宿没睡，战战兢兢，权当这一晚躺着给你放哨了。

所以失眠这件事说白了，是因为没有安全感导致的，更多时候你不是睡不着，而是不敢睡，因为你总担心睡着以后会发生什么，醒来以后又会发生什么。

从大理到古镇还需要坐两个小时的网约车，官方渠道为吸引客户，定价低，联络到司机后，还要单独谈价格。司机大都是当地土著，除了车费咬得死，其他概不承诺。闺蜜觉得不安全，坚决不坐，"路上有个好歹咋办？咱可都上有老下有小呢"。我独自旅行期间，乘坐过所有你们想象不到的交通工具，不同的人用不同的工具载你去不同的地方，都是不一样的体验。闺蜜一路上一边被我洗脑，一边胆战心惊。到了镇子上，长吁一口气，说，跟你旅行，简直就是一场大冒险。

每到一个陌生的地方，我最喜欢去的就是当地的集市和菜市场。古镇的集市最是有趣，这里能看到当地人最真实的样子，是一幅最本真的风土人情画。在这最朴素的生活场景里，能闻到泥土的芬芳，领略到土地的真诚，体会到人间的烟火气。各种特色小吃，水果，农产品，琳琅满目，我们会淡定从容地跟水果摊的大姐砍价，还会买菜在客栈的厨房自己做，把日子过得跟当地土著一样。

在古镇呆上几天，时间存在感很弱，感觉大家都在不紧不慢地生活。客栈的露台也是古色古香，安静舒适的，冲杯咖啡，抱本书，太阳温热却不毒辣，人一会就被晒酥了。客栈的院子也可以做瑜伽练习，偶尔逗逗猫，抬头看看路上的行人，感觉与世隔绝，万物静观皆自得。在这里的每一秒都是美好且自由的。

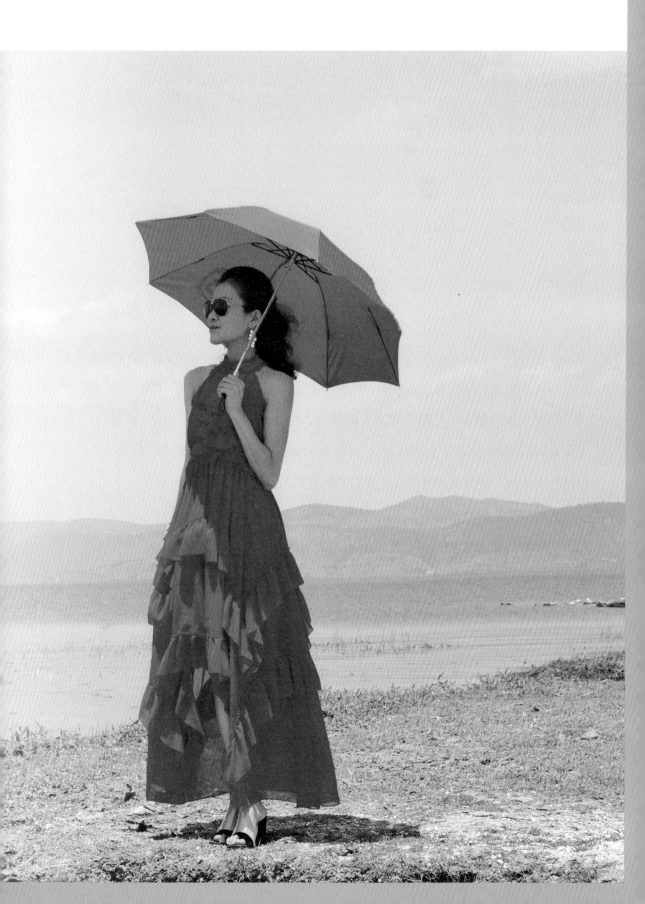

行走在路上，见天地，见众生，见风土人情，更是见自己。

当你经历得越多，你越会觉得人间值得。原来的不值得是因为你真的见得太少了，你能看见得太少了。所以我一直认为人获得知识有很多方式：读书、读人、读世界，任何一种方式都可以打开我们的智慧之门。

人的一生，总会遇陌生的人，走陌生的路，看陌生的风景。

当你从逼仄的家走出去，从你的困惑、焦虑出发，去世界寻找你生命存在的价值和意义，也许路途中难免会有困窘、孤独以及受伤，但是，最终你会解开困惑，化茧成蝶。因为你走出了自己的小小世界，正要去更大的世界体验，经历，探险。

如果每个人的一生，都是一次远行，那我已走在播种的阡陌。每一次行走，我都期盼更接近自然的山川湖海，花木丛生，接近世界的风土人情，更接近我自己的心。

群居与独处

人人都在渴望诗和远方。我却甘愿，深陷红尘。

许多年前，他问我，你最想在什么样的地方生活？

我说，我想安家在闹市的角落，生活方便，起居安全，又有浓浓的烟火气。

我就是喜欢热闹的地方，所有生活需要的东西，都近在咫尺，不用刻意操心和规划行程去完成。

我也喜欢在这充满市声的房前屋后盘旋，看哪家的蔷薇开了花，哪家晾晒的衣服掉了架，谁家的孩子在撒泼，谁家的猫狗在戏耍。

闹市中，更多一份心安。小国寡民的女子一枚，大隐于市，尘世熙攘声，是最好的经筒声。

我在楼下不远处的菜市和海鲜市场安心买菜，回家从容做饭，一家人说说笑笑吃饭，人间的烟火和味道从窗户飘出去，屋内，灯光安详。放眼望去，家家都一样。

当然，我也爱独处。

虽喜身处闹市，我却是不擅与人交往的谨慎之人，更多关注自己内心的感受，便时常忽略了身边真实的人事，所以，我是一个喜欢在闹市中独处的人。

周遭喧嚣，我只专注于眼前的物事，一切喧闹都退隐，我只跟我心里眼里的物事对话。

每当被打搅，一转头，恍若隔世，仿佛从另一个世界回来。

这个样子，好像一种修行的样子，也好像孩子般单纯投入的样子。往往那打搅了我的人，狠狠地看着我傻傻呆呆的样子，而我一脸懵懂无知，这，也许是你不喜欢的状态，然而，却是我在繁华和落寞、喧嚣和沉静之间来回转换的样子。

所以，当我沉入我的世界独处，真的不喜欢被搅扰。因为，你也不喜欢我那种遗世独立的样子。身处闹市，心在庙宇，我一直是个喜欢瞎想的孩子。

又总是想起，奶奶说，我小时候，不爱哭，喂饱了放那儿，一个人瞪着个眼睛骨碌碌转，不哭不闹，可以把我放家里，放心的出去做事。而我，大概是瞪着眼呆傻，呆累了就睡着了。

原来，我打小就是个安静的人，而且，懂得安静的好，我们在这个世上，最好的相处，也许，就是互不打扰。

也所以，这种闹市中孤独的状态，使我一直是个不热衷于维护友情的人。那些我身边曾经很要好最后又走散的朋友，大概都觉得我冷漠无情吧，不是无情，所有的多情都在心中装得万水千山，只是，世界太大了，我应付不过来，不擅长于人情世故。

我擅长的，喜欢的，就是用身体、用文字、用思想表达自己。

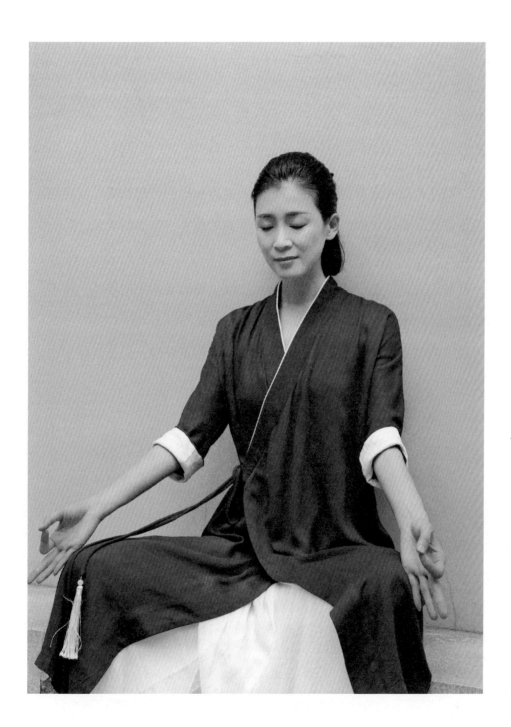

我喜欢，站在旁边或者身在其中，和热闹的世界和你们一起欢笑，一起在俗世的烟尘里浮沉，我阅读你们的故事，也分享我的故事，群居的欢乐，是一种真实的欢乐。

至于，诗和远方，那是一种旅行，适合万丈红尘中的我们短期修心，却不是适合的常态生活。

有友人说，我们去农村买个院子吧，转头又说，房子好建，但是建好了水电怎么解决呢？安全怎么保障呢？怎么才住着舒适呢？

看，所有的诗和远方，需要更多的理性支持。

孩子还小，父亲要养老，我怎忍心离尘私奔？

我就安心在这周全的闹市待着，投入地爱这尘世一回，并在深爱中保留偶尔的心猿意马、精神出窍、灵魂脱轨，完成我人间的修行，在心灵深处抵达自我！

我爱你，和你有什么关系。《红楼梦》中的尤三姐就是这样一种人，她自刎，是为了成全她自己的爱，给自己一个交代。

我爱这世界，这喧嚣的尘世，同样，和世界没什么关系。我是要通过爱的能力的修行，最终成全我自己。

所以，我爱群居，也爱独处。跟环境没有关系，只关乎内心。

不知道，他当年听了我的答案是不是内心一阵窃喜，娶了个媳妇要求这么低，不喜别墅豪宅，偏爱市井一隅，太好养活了！

减肥是女人一生的修行

我是一个因为减肥成功改写了命运的姑娘，我想我来谈这个话题，应该还是有说服力的。

作为一个女性成长的探索者、分享者，我的第一个100万的粉丝竟然是因为减肥和瑜伽关注我的。信任我的朋友来讨方法，不信任我的朋友说我整容了。

十年前我1.67米的身高，体重146斤，20出头的年纪就被年轻的女孩子喊阿姨，那是我人生中最自卑的时光。即使你拥有美好的灵魂，别人也不愿透过你邋遢的外表和肥胖的身躯，去探寻你的内心。

我经历过曾经"丑小鸭"的灰暗，也经历了现在被称作"女神"的美好。网上有一句流传度很高的话说"只有瘦下来，才会发现这个世界充满了善意"，现实就是那么骨感。

体重计上的数字从三位数变成两位数，我用了整整八年的时间。

瘦下来以后才知道，减肥绝对不是减重那么简单，减肥就是你自我整理，自我面对，自我挑战的过程，它解决的其实是人生问题。在我慢慢通过自己的努力摆脱肥肉的过程中，我好像变成了另外一个人，一个新生的我。146斤到97斤，我几乎减掉身体三分之一的重量，减肥给了我不同的人生体验和想象不到的生活乐趣。我重新找回了很多东西：热爱，自信，勇气，坚定，也包括那个二十岁时白裙子梦想。

很多人问我，你减肥的方法是什么？你每天都怎么吃？你是怎么保持下来的？我怎么才能十天瘦五斤？诸如此类的问题。

在这个互联网信息发达的时代，大家需要的真的是方法吗？

熟悉我的老朋友都知道，我在减重的八年中，几乎用尽了科学的办法。比如，近十年的时间我没有吃过一口垃圾食品，持续的保持运动。坚持每天做体重体脂记录，包括在怀孕期间，没有停过一天。子墨在出生时体重是六斤半，我整个孕期增重 17 斤，出了满月我的体重就回到了孕前。

减肥这件事，你缺的不是健身房，不是私教老师，不是方法，甚至不是时间，更不是陪伴的人，你缺少的是坚持的决心，强大的意志力，还有必胜的信念。而你缺的这些东西恰恰是在你减肥过程中和减肥成功后，能自我生长起来的。

走过十几年的减肥路，我想分享两个最重要的心得给大家。

1. 健康和安全永远是第一要义。

减肥路上一定是先健康，而后再瘦下来。很多女生为了减肥用过一些极端的方法，过度节食，过量运动，切胃，抽脂……真的是拼了命，透支了健康，也没有减肥成功。她们总结的经验是，减肥太难了，我吃得够少了，我运动得够多了，还是瘦不下来……

2. 慢下来是一种诚意。

很多姐妹觉得减肥是有捷径的，有躺着就能瘦的秘诀，有快速减肥的方法……事实上放弃这些白日梦才是你正确减肥之路的开始，好心态才是减肥路上最重要的因素。

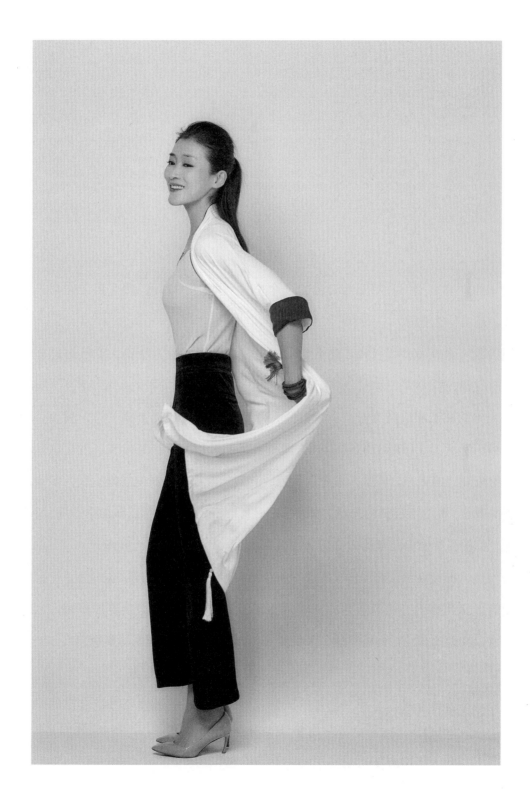

每年的春夏之交，我都要给自己交一个作业：瘦到100斤。闺蜜说，你都这么瘦了还减什么肥啊？

因为我一直在减，所以我才这么瘦啊。看，减肥不单是方法论，竟然是思维方式的问题。

十几年的减肥和瑜伽练习，我用自律和意志力，用跑步机上掉下的一滴滴汗水，经历了从146斤到97斤一刀一刀雕刻自己的过程，才让身体有了现在这样一个比较理想的状态。所以，减肥别太急，其实你没那么赶时间。慢下来，多点减脂的诚意，就少点反弹的失意。如果每个月瘦一斤，一年都可以减掉十二斤，算一下，你的目标需要几年达成，其实并没有那么长。

慢一点，把特别想做的那件事养成一种生活习惯，你才会"瘦"益一生。

没有什么比你内心的信念更加真切，没有什么比你内心的力量更加坚韧。凡是过往，皆为序章。每一粒熬过冬天的种子，都有一个关于春天的梦想。

此刻我坐在老家的院子里，初夏的风拂过耳畔，写下这些文字，把自己的减肥心得毫无保留分享给你们，希望我们有机会一起变得更美好。

你的温柔，我怦然心动

钟敲四下，世上的一切为下午茶而停。

旅行的第二天下午四点，两个小时的空档，约会了五年未见的女友。地方是她选的，茶是她定的。缤纷的茶点在精致的托盘上，跟奔波了千里一脸倦容的我，有些格格不入。我打趣说，只有坐在你的对面，我才配得上这么一场下午茶。

女友极度放松地斜靠在柔软宽大的沙发里，阳光柔和地照射在桌上，杯中茶香馥郁。

女友说，仿佛又找回一些温柔。

我说，温柔是你这五年最大的收获，你依然爱着。

因为爱，心生温柔，愿意体谅，愿意呵护，愿意靠近，愿意依赖，柔情缱绻……

心间的温柔得到很好的回应和承诺，春风送暖，人间都是柔情蜜意。

这让人好生羡慕。

想当初，她离婚时的痛不欲生生无可恋，好多年走不出来。每当过年过节家家团圆时，每当和孩子起了矛盾被孩子责怪时，她心中的恨和痛，无以复加，也只有和着血泪自己咽下。

也算上苍眷顾，还能遇到一份真感情，重燃她心中累积的期待和柔情，所以格外珍惜！

所以，离婚，并不一定是女人的绝路。浴火可以重生，与其在沼泽泥潭里越陷越深，甚至最后丢了命，不如退一步海阔天空，给自己一条生路，或可重燃生活的热情。

亲爱的，虽然你的脸上已然不再光洁如初，但是，你荡漾的柔情，依然让我怦然心动！

人到中年，戾气渐重，铺天盖地而来的都是大事。沉重如岁月，拉得肌肉不停下坠，坠成满脸的横肉，法令纹、双下巴、鱼尾纹、抬头纹，面如土灰，展不开的眉头，捱不明的更漏……哪里还会有柔情万种呢？

是柴米油盐，是家长里短，是锅碗瓢盆，是生活的琐屑和粗砾，像夏日的山洪冲刷，像寒冬的风霜磨砺，心中的柔情，消逝了颜色。

漫长的婚姻，要经受多少的考验，才能走得到尽头。

多少人感动于杨绛先生写的《我们仨》，她告诉我们，那最平凡温暖的人间亲情，有爱和温情的家，才是人生最大的庇护所！

正如书中所说："'我们仨'其实是最平凡不过的。……我们这个家，很朴素，我们三个人，很单纯。我们与世无求，与人无争，只求相聚在一起，相守在一起，各自做力所能及的事。"如此，无论世间多少纷争，一家人的岁月，是静好！

也许，越是在苦难的大环境下，人们越是懂得珍惜在一起的不易。越是动荡的岁月，越是容易有坚定不移的爱情。

你说，人生的圆满是什么？

我在女友温柔的眼神里，看到的是——

夕阳下，两个人携手，散步，买菜，遛狗，说说话，平静度过人生细碎的时光。

到最后，安然地在墓前道别，没有悲伤和痛苦，没有遗憾和内疚！

你看，这就是人生最后的圆满。

为了这份圆满，我们要放下太多。

女友心中的柔情，是源于相信。相信他是个好人，相信他对感情的认真。有相信，对方做什么自己都可以认可和体谅。

缺失了信任的婚姻，怎么还会有温柔相伴呢？随时随地都觉得枕边人别有用心，连呼吸都充满猜忌和不安。同床异梦的两个人只会变得乖戾和冷漠。

相信，是世间所有珍贵的爱之源泉！一颗丢失了相信的心，才是人间最深的绝望。

不论你经历过什么，惟愿你心安详，能放下，能信赖，能心生温柔，能感受爱，能爱和被爱，能感动，能呼吸，能歌唱！

请不要绝望！

有人爱时，把爱当作惊喜，没人爱时，留一份爱给自己。

再乖张暴戾的女子，遇到了那个合适的人，遇到了那个让她坚信自己美好的人，也可以变成人间最美最温柔的女子。

倘若时光流逝，迟迟未曾遇到那个人，也无需抱怨，放下期待，去爱自己，去爱生活，把眼光放开些，人间草木，天地万物，人生何处不春风？

用一颗温柔干净的心，读一本喜爱的书，看一部电影，为家人做一顿饭，洒扫房间。用一颗超脱温柔心，相约去旅行，去感动。以一颗温柔心，期待明日的太阳升起，守候倦鸟归林，人间处处，都是温柔的栖息处！

亲爱的，加油！

越是艰难时候，你的温柔，越是令人怦然心动！

你的美你做主

女人的美有很多种，天然的美是父母给的，后天的美是自己修的。父母赐我们的远山般的黛眉，秋水般的眼睛，是先天的美。衣着得体，气质优雅，身材姣好，微笑，礼貌，是后天的美。

有人说每个女孩都是美的，这句话 30 岁之前我是不相信的。

我曾经有过一段体重 140 斤 + 的灰暗岁月，那时候，我很自卑。

所以我开始练习瑜伽的初衷是为了减肥，但在持续练习之后，我懂得了身材管理的意义。人真正的家不是房子，而是我们的身体。不管是出于对美的追求，还是对美好生活的向往，我们都应该好好管理自己的身材，塑造自己。生活很残酷，你怎样对待生活，生活就会怎样对待你，而身体，就是展示生活成果的货架。因为，管理身材就是管理生活，甚至是管理人生。

身体，是灵魂修行的道场。村上春树说："肉体是每个人的神殿，不管里面供奉的是什么，都应该好好保持它的强韧、美丽和清洁。"

我开始被大家认识或者触动大众的点就是减肥：40岁，体重98斤，盈盈一握的腰和笔直的肩部线条……这样的身材在同龄人中不多见。并且，这种被人羡慕的身材并非天生——此前的我，体重高达146斤。

我的逆袭，让所有女孩子看到了希望。她们向我抛出了诸多问题：纳兰老师，你怎么做到的？你真的太自律了，我为何只是三分钟热度？

如果这些问题真的有标准答案，我想我会这样告诉大家：灵魂被重击的地方，就会长出自控力。

试想，当你一头短发、穿着球鞋，以146斤的身形，穿梭于美女如云的电视台大厦时，每一个人仿佛都如一面镜子，在告诉你：你是最丑的一个——尤其是在学历和才华也不出众的情况下。

这份工作性质也决定了，你必须拥有与能力相匹配的天赋、外形，才有可能出人头地。学习、进修、看世界、长见识，诸如此类提升自我的方式很难量化，于是我对自己说：不妨先试试减肥吧。当你无力掌握人生时，至少身材是可以自己做主的，于是给自己定个小目标：从146斤瘦到100斤。

大家经历的减肥困难，我都经历过，能坚持下来，是因那是当时我唯一能改变的事情，我迫切希望自己能有所改变，自律是被逼出来的。那些只有三分钟热度的人，在我看来，都是还有退路的，想减肥的欲望还没有大到"义无反顾"。

大多数肥胖，都可以通过自律解决。关键看你是否有这个决心。没减肥之前，我觉得好身材是天生的，但练习瑜伽之后我发现并非如此。相信大家看过我之前的照片，会觉得不可思议，那时的我肥胖，黝黑，看起来土到掉渣。

当你羡慕别人的好身材时，是不会知道这些光彩背后的汗水与泪水的。变成现在这个样子，我真是对自己下过狠手：每天坚持跑步一万米，无论多晚，每天坚持瑜伽练习，哪怕再饿不该吃的东西也绝不吃……

有句话说，中年人的认命，从放弃身材开始。所以就算人到中年，我也从没觉得减肥这件事可以停止。不为了艳惊四座，只想让这个世界知道，我不会屈服。

自律能带给我们与众不同的人生。或许是这段经历磨炼了我，给了我更大的勇气，我才能在 38 岁"高龄"果断离开体制内的工作。自律不止一个维度，身体的自律、思想的自律、还有情绪的自律等等。身体的自律是看得见的，所以被人们推崇，因为它具象、更易展示。很多自律发生在看不见的地方，它会撬动你的成长，带动你向更好的方向发展。你有多自律，就有多自由；你有多自律，就有多美好。

通往成功的道路并不拥挤，因为有太多人只是口号上的英雄，实际却是行动上的矮子，优秀的人始终是少数。

我鼓励你自律，但我从不主张瘦即是美。美，不是一个放之四海皆准的东西。美，是需要我们学习的，也需要我们自己去切身的经历。

我对美的认知，就开始得比较晚。28 岁，我第一次用粉底液。掌握不好量，把自己涂得像电影中的"吸血鬼"。老公的评价或许更精准——"跟涂了腻子一样"。我还兴冲冲跑去给闺蜜看，得到的评价："好难看，好显老"。

现在想想，闺蜜的评价很贴切。20 多岁时，你的一切都那么丰盈：胶原蛋白，新陈代谢，以及时间和快乐。当你拥有这么多美好的事物时，由内而外散发的美，还需要冗余的修饰吗？

青春和活力就是最好的化妆品。无须修饰的素颜，即使熬夜，也那么水润。眉毛就那么野蛮生长着，但在干净纯粹的眼神的衬托下，顾盼生辉，眉眼灵动。

最近，我又在琢磨一件事：是什么时候，我不再让衣服和妆容驾驭我，而是由我来驾驭衣服和妆容的？这个问题的答案，是从找回自信，做自己开始的。和所有的女孩子一样，我也经历过一个时期，用一件件衣服来包裹自信。等我真正拥有了自信，人们看到我的时候，第一眼看到的是纳兰这个人，之后才是你的穿戴，风衣的飒爽、旗袍的婉约、卫衣的随性自然。

当然，要想当个衣服架子，有内核的自信支撑，还要好好管理形象，好好管理你的生活。如此，即使是最简单的 T 恤牛仔，依旧有属于你的风格和味道。

美不是生活的全部，身材也并不能代表一切。美要加上更多有滋味，有意义的东西，才是完美。当你懂得真正的美是什么，你会尽情去展示，去快乐，去爱，去丰富自己，去构建正确的审美观。

从平淡平凡的 20、30 岁走过，有一天我来到 40 岁，发现许多人用"逆生长""逆袭"这样的词形容我。当下，就是我最好的状态。我珍惜现在也感恩过往，如果没有那个一直低着头不自信的女孩，就不会有现在昂首挺胸、步步生风的我。如今想来，是以前一步步努力向好向美的汗水，凝结成了最闪光的星星，落进了我的眼里。

第五章

纳兰信箱

真正的富有，是心里装着众生的解脱；真正的温柔，是不让身边人经历你曾经的苦难。

纳兰信箱 1 粉丝故事

> 我似乎患上了"社交恐惧症"，不愿意参加同学会，同事聚会。我想我可能有点自卑，和同学们、同龄人一比，我觉得自己太失败了，工作一般，家庭一般，什么都一般。

纳兰 说

前一阵子，我的闺蜜去参加大学同学聚会。开始时，她也不想去。闺蜜性格内敛，不太爱参加热闹场合，尤其是多年未见，怕早已浸润社会多年的同学聚到一起会变成一场攀比大会：比家庭、比孩子、比事业……让聚会变成了无效社交。

不过闺蜜最后还是去了，毕竟大学毕业后，同学们散落天南海北，十余年头一次相聚。出乎意料的是，聚会没有想象中喧闹，尤其是女同学们，没有一个人提起自己孩子滔滔不绝，也没有人催婚催生，大家只是回忆着曾经学校里的那个通往图书馆的湖，回忆着二楼食堂的盖浇饭，回忆着曾经爱唱陕北民歌的专业课老师……

其实，现代女性哪一个不是要面对一堆缠绕的烦心账，算不清的家长里短。所以，他们默契地彼此守护着各自内心最初的美好："看我这些同学，都不俗吧，还是我狭隘了。"

你只看到了别人被你羡慕的人生，不知道她也在忍痛。每个人的生活不止一个维度，真实的生活无法比较。你要把眼睛看向远方，由别人转向自身，不要拿别人的优点去比对自己的缺点，也不要用自己的优势去俯视别人的短板。

世界奔流如故，平凡或许是唯一不变的答案。平凡如你我，何必非要闪耀呢？最好做自己，就是做最好的自己。

纳兰信箱 2 | 粉丝故事

> 我一个人生活 17 年，独自抚养孩子，独自创业。如今孩子从国外毕业回来了，我可以稍微轻松一下。我觉得我可以有第 2 次青春，重新开始。通过纳兰老师的分享会，我想找到一个突破口，做自己想做的事才是最开心最快乐的。

纳兰 说

你让我想到了我的一位朋友。

前几年，不知哪里造成一个词叫"人生赢家"，被媒体冠到嫁得好、生娃早的女士身上，备受追捧。虽然没过多长时间，这些曾经"人生赢家"又相继上了新闻——生活的骨感把他们拉下了神坛。

有一位年长我几岁的姐姐就是这样的"人生赢家"。她是一家体制内单位的负责人，单位里很多小姑娘把她当成人生标杆：工作好、早早结了婚、婆家待她不错，丈夫事业有成，儿子考上了名校。但这位姐姐和我说："如果重来，我会选择跟现在完全不一样的人生。即使现在我 45 岁了，依然有梦想，想做一回我自己。"

这位姐姐从小就是个乖乖女，但真正的她有些叛逆和个性，向往不一样的灵魂。去年，这位姐姐的二哥离婚了，去了南方，在那里有了新的人生。这位姐姐说，二哥有不错的工作和各方面看起来都特别相配的妻子，这些在外人看来完美的一切，并不是二哥想要的。"他去了南方后，我们视频，觉得二哥像换了一个人，整个人活起来了。我也很想活出自己，无奈没有哥哥的勇气。"

不是每个人，都有勇气做自己。

一生中，我们只有走过必须走的路，才能走想走的路。恭喜你，你已经走在想走的路上。所以，即使不知道这条路上有什么风景， 你也可以怀着喜悦的心情出发了。

有时候，找到喜欢做的事情，比实现一件事情更难。如果你有喜欢的事、想去做的事，请珍惜。你不一定会得到你想要的结果，但你要相信，就算再贫瘠的土地，只要日日灌溉，总有那么一天会长出花草来的，所以你一定要坚持。

无论有谁参与，无论何时，你的人生，都是你一个人的。听从自己心底的声音，并跟随这个声音，你才能活得快意。就像电视剧《庆余年》的那句台词：我不委屈自己，也不欺骗自己。

你要"永远忠于自己，披星戴月的奔向理想与自由"。

纳兰信箱 **3** | **粉丝故事**

　　我是一个爱学习的人，但是执行力特别差，严重拖延症。我很想知道纳兰老师是如何做到十几年如一日练习瑜伽的。我想找到一些力量，让自己能够自律。

纳兰 说

　　所有近乎残忍的坚持，背后都隐藏着近乎疯狂的欲望。战胜欲望的永远只有更高级的欲望。自律的本质是人在追求深层欲望的时候呈现出来的一种外在状态，为了更大的欲望去克制小欲望是人的本能。

　　你只是听说健身能让自己健康，身材变好；坚持学习能让自己变优秀。健康、身材好，优秀这些概念都太抽象，你享受不到离目标越来越近的快感。你无法理解一个不吃甜食，坚持健身，坚持学习的人为什么会几十年如一日，是因为你不了解这些改变给他带来了什么。

　　而所有自律，都可以从小小的改变开始。畅销书《微习惯》里提到，作者最初计划做30分钟俯卧撑，发现总是无法完成。后来他放弃了这个对他来说有点远大的计划，从一个俯卧撑开始，果然轻松完成了。久而久之，习惯养成了，即使没有到健身时间，他也会坚持做俯卧撑。

　　其实生活中很多事情都是如此，凡事先做3分钟，这3分钟热度保持住了，再试着去保持更长久的热度。

人生是最好的道场
自律是最好的修行。

纳兰

    "真正的高贵应该是优于过去的自己。"如果要改变自己，就要从自律开始。从一点点的自律到高度自律，从身体自律到达精神上的自由，你会发现慢慢地你由忍受变成了享受。

    真正自律的人，都是知道自己想要什么的。你想要的改变，如果没有从现在开始就永远不会开始。

纳兰信箱 4 | 粉丝故事

> 生活这么无常，怎么去面对才能少一点痛苦？没想到有一天，狗血的剧情也会发生在自己身上，亲人离去，爱人背叛。别人遭遇的时候觉得是故事，轮到自己，大道理都懂，但真的很痛，不知道别人都是怎么熬过来的？

纳兰 说

当下正值初春，本来是个万物复苏，重燃希望的时节，但 20 年来，每当呼吸到空气里那股带有春草气息的湿漉漉味道时，我的心都会被刺一下。

20 年前，阳光明媚的初春突然降了一场雪，我的母亲，就是在那时候去世的。虽然过去了这么多年，但这个画面却深深印在我的脑海：我和弟弟妹妹，一直追着母亲的灵车跑，婶子和大娘在旁边拉着我，把我棉袄的袖子都拽掉了，棉絮飘在冷风中。那天，我不知道跑了多少路，也不知道流了多少泪，也不知道怎么回的家。

我用 10 年的时间实现身材的重塑，实现职场的突围，实现我对"女人"这个词的理解和诠释。不过，这些与我 20 年前失去母亲的无常相比，已无足轻重。

情感挫折、婚姻变故、健康危机、至亲离开……无常，每天都在发生。"人的成熟是通过告别来实现的，告别故乡，告别父母，告别权威，而且这些还不是终点。如果没有真正无依无靠过，人就不知道自己是谁。"一场疫情让很多人开始思索"如何面对痛苦"这个话题，但任何设想都只是设想，当无常真正来临时，能带你走出来的，不是一个个标准答案，是求生本能会做出何样的选择。

没有不可治愈的伤痛，没有不能结束的沉沦。

粉丝故事

一封叛逆少年的来信——《妈妈曾为我下跪》

纳兰老师：

您好。

很冒昧地给您写这封信，不知道您能不能看到，昨晚听了您的直播一宿没睡，有很多很多话想给您说，确切地说是想对妈妈说。我希望您能在直播间里念一下我这封信，能让更多阿姨听见，让她们讲给叛逆的不听话的初高中的弟弟妹妹们听。我不介意您公开我的身份和姓名，如果因此能让更多弟弟妹妹懂得一些道理，看到我这两年走的弯路，我觉得值了。

纳兰老师，我妈妈爸爸都是您的忠实粉丝，而我是一个不争气的高中辍学的孩子。

小学初中的时候，我成绩还算优异，但是到了高中，我的成绩明显下滑，有点力不从心。后来跟高年级的几个小哥哥一起去网吧，迷恋上了打游戏。有一段时间我对游戏到了痴迷的程度，白天在家睡觉，晚上整夜整夜不回家，有一次老师找爸妈谈话，爸爸很生气打了我一巴掌。后来我更加叛逆和反抗，和几个学哥去了市里的一家网吧，三天三夜没有回家，后来爸爸妈妈跑遍了所有网吧，最后报了警才把我找回去。妈妈跪在我床前哭着说，孩子你回去读书吧，读不好，爸爸妈妈不怪你，但是你不能这样下去了，会毁了一辈子的。

我不以为然，心里满是怨恨，第二天我选择了辍学。从校门初入社会，不用学习，没人管教，整天上网，各种逍遥自在，但是随着时间的推移，我慢慢对这种生活产生了恐慌。爸爸妈妈也断了我的经济来源，这一年多，我换了三个工厂，每月最高收入是两千三百块，除了吃穿没有任何结余，每天工作 15，6 个小时，忍受师傅的训斥和指挥，想爸爸妈妈连一个电话都没有脸面打。妈妈当初跪在我面前说的话，字字都像针一样扎在我的心里，社会真的不是我想象的那样，只有自己经历过了失败过了才知道自己当初是多么的幼稚，多么荒唐。

我高中的同学现在有 12 个在读大学，23 个在读大专，14 个在复读，3 个辍学，我现在的朋友就是辍学的那三个，而他们跟我一样，每天都是负能量的。我已经半年多没回家了，上个月妈妈来看我，44 岁的妈妈头发花白，我强忍着眼泪，妈妈走了我给他发了一条微信，妈妈等我，儿子会为你争口气的。

我今年在工厂报了技工考试也开始自考文凭，最大的感受就是现在开始学习真的太难了，再也没有机会像当年一样坐在教室里只管学习什么都不用操心了。但是再难我也要走下去。

马上就要高考了，两年前我最怕"高考"这两个字，现在感觉这辈子最大的遗憾就是跟高考无缘了。在这里我想给所有初高中的弟弟妹妹们说一句，一定要好好读书，爸爸妈妈的话不会骗我们的，社会真的不像你们想象的样子。而且你一旦选择了，就没有回头路了。

好好读书，几年的时间一眨眼就过去，不读书，想赚钱想被人尊重真的太难了。

当年一个辍学的决定，任性且随意，将父母的心从天堂拉下了地狱，妈妈跪在我面前痛哭流涕的画面仍记忆犹新，也许只有父母知道我的人生将从那天开始走向另一种生活。爸爸妈妈，对不起，如今想来欠你们的太多太多，我会用后面的日子去弥补。

说得有点多，再次感谢纳兰老师把我的妈妈从对焦虑绝望中拉出来，妈妈现在每天听您的直播状态好多了。

最后送上我最近看到的一句话：人生的道路虽然漫长，但关键处常常只有几步，特别是当人年轻的时候。

祝所有的弟弟妹妹好好学习，天天向上，祝高考的学子金榜题名。一个再也没有机会参加高考，只有机会被社会大学考验的坏学生敬上。

谢谢纳兰老师！

一个再也没有机会参加高考

只有机会被社会大学考验的坏学生敬上

粉丝故事

纳兰老师：

我终于平静了一点，我必须要把这段时间的强烈感受讲给您听。昨晚我看到了一个视频，谁发的我没在意，是讲道德经的。当我看着视频，听着内容，我发现我渐渐浑身发麻，汗毛倒竖，瞬间泪下如注。你的"说话如水一样缓缓流淌"，"优雅地解决问题"，"从心灵出发抵达心灵"，"刀子嘴豆腐心是不智慧的"……无一不是在解读"上善若水"，就连你柔和的声音也是在诠释着人世间的真善美，这些话如蝴蝶般在我脑海里不停地漫天飞舞，我激动得实在坐不住了，扔下手机，跑到空旷的停车场边。面对着天和地，任由泪水奔涌而出，我不知道你到底是谁，但是我却坚定地清楚你是我的谁，如果时空倒回到古代时期，我一定要双膝跪地，恭恭敬敬地给您行个跪拜礼，是你的启发和引导，让我看清世界的真相，让我理解生命的真谛，让我的灵魂更自由，让我重新认识我自己！自从链接上您之后，我身边出现的人，事，物无一不在印证你的内容，也印证着我的人生！老师，您是引导普通女性的成长，而我刚刚好是普通女性，我已经弄不清楚到底是您的出现来疗愈我的，还是我的出现来印证您的内容，也许二者都有！

我知道老师看了我写的内容又要说我失控了，这种失控情绪是感恩，对别人没有杀伤力的，我说给您听，也等于说给我自己，老师，我万分谢谢您！

粉丝故事

纳兰老师：

从最开始看您作品，到开始进直播间交流，到加入您的会员反复听课，我想这是上天赠予我最大的善缘与礼物。我很少蹲到深夜，纳兰老师，看到今天直播你哭了，我也忍不住流泪了，抱抱。你是一个有大爱有大智慧的人，你是真正温柔的人。读过的书，听过的道理，还有您说的樊登，周春雷，廖智……都是我的爱。但到您这，我链接感最强。

我仿佛找到了榜样，您是那么高大，但又那么亲切接地气，这世上竟然有个我那么想成为的人，做好自己，又努力去帮助别人。你的人生走到了自我实现的路径，为你喝彩。我虽因为经历浅薄而无法感同身受，但我知道你那是幸福的泪水，自我价值得到肯定的泪水，回首过往充实无比的泪，以及希望帮助更多姐妹付出你的爱，以温暖别人的泪水，我感动得无以言表。

你的那句：一定不要辜负了你们这么美好的年龄和身体，我记住了。我想如果被您看见和欣赏，一定特别幸福，那我就去做那样一个人。等有一天缘分到了，我去见纳兰老师，以我最好的形象和成长状态去见您。在此之前，我就蓄积能量，好好修行，为我期待的相见准备一份礼物，那样，您一定欣慰，我一定自足。

爱你！晚安！晚安！

2021 年 3 月 24 日

于河南平顶山叶县美好的夜 蔚然成风

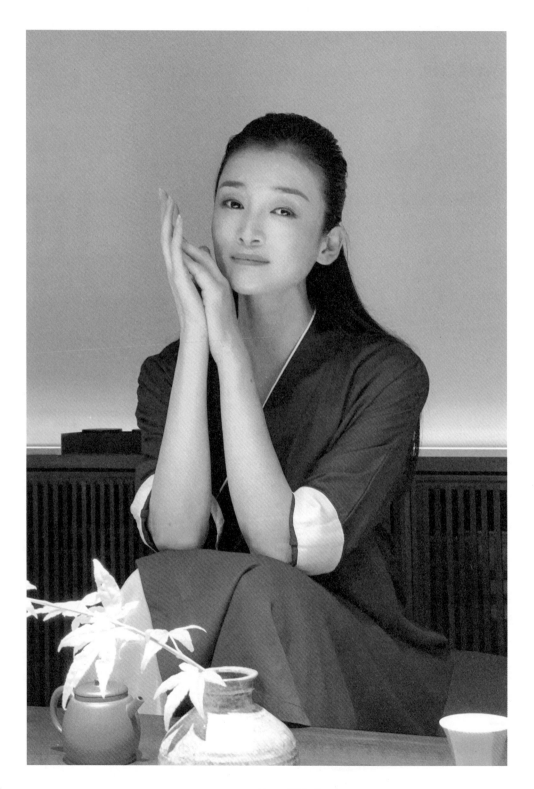

后记

谢谢让我遇见你

最好的遇见，其实早在身体相遇之前已经由灵魂安排好了。

——纳兰

谢谢让我遇见你

人生总有不期而遇的温暖和生生不息的希望。此时，正值举国同庆阖家欢乐的春节假期。此地，老家父亲小院的天空，湛蓝无暇，新春初现。或许是这个节日的意义让我们格外感慨，在这个承载了我成长的全部记忆，也安顿了我奔波的心的地方，我想对最亲爱的你们说些知心话。

因为，与你们的遇见，是我这一生中最美好的相遇。

都说这是最好的时代。"最好"的意义应是，它为每个人提供了释放潜能和重塑自我的机会与舞台。2019年，我也深刻感受到新时代的美好与礼遇。

这一年，出于一个传统媒体人对新媒体的好奇，我跟闺蜜一起注册了抖音，从简单粗暴的瑜伽体式展示，到练习心得分享，到现在的记录生活。通过我的抖音作品，大家熟知了我曾经的境遇。我持守练习，用心生活，分享十几年的练习心得和几十年的人生智慧。没想到，在我41岁这一年，能拥有300多万粉丝的追随与认同。

"女人四十"不惑却焦虑。岁月可以吹皱我们的眼角，但最美的酒往往需要时间积淀与发酵。抖音记录着我的成长，那里面有我40岁的体悟：真诚、平等与尊重。

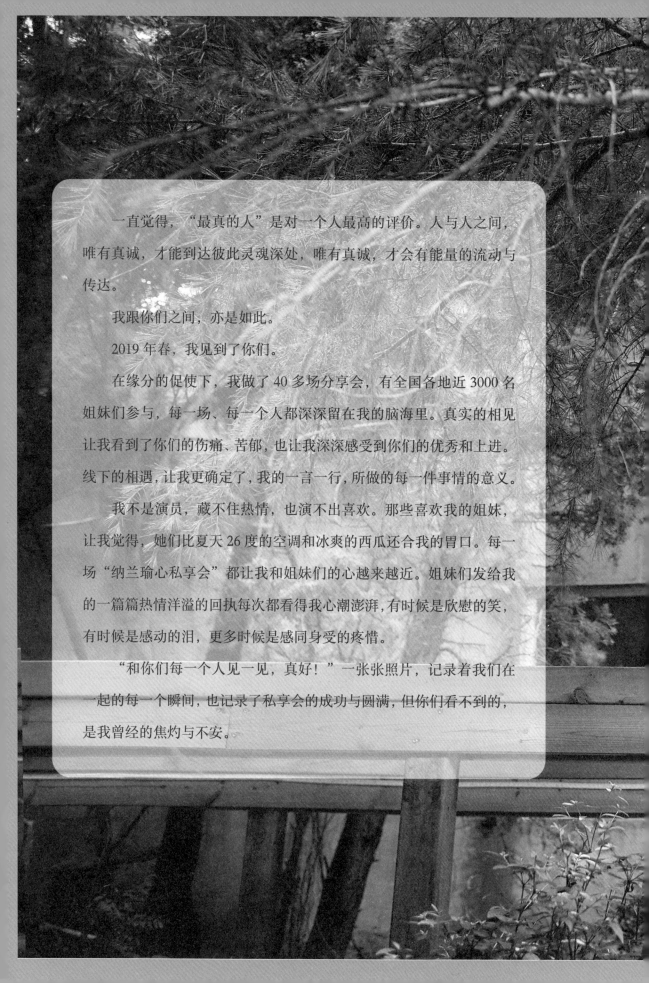

一直觉得，"最真的人"是对一个人最高的评价。人与人之间，唯有真诚，才能到达彼此灵魂深处，唯有真诚，才会有能量的流动与传达。

我跟你们之间，亦是如此。

2019 年春，我见到了你们。

在缘分的促使下，我做了 40 多场分享会，有全国各地近 3000 名姐妹们参与，每一场、每一个人都深深留在我的脑海里。真实的相见让我看到了你们的伤痛、苦郁，也让我深深感受到你们的优秀和上进。线下的相遇，让我更确定了，我的一言一行，所做的每一件事情的意义。

我不是演员，藏不住热情，也演不出喜欢。那些喜欢我的姐妹，让我觉得，她们比夏天 26 度的空调和冰爽的西瓜还合我的胃口。每一场"纳兰瑜心私享会"都让我和姐妹们的心越来越近。姐妹们发给我的一篇篇热情洋溢的回执每次都看得我心潮澎湃，有时候是欣慰的笑，有时候是感动的泪，更多时候是感同身受的疼惜。

"和你们每一个人见一见，真好！"一张张照片，记录着我们在一起的每一个瞬间，也记录了私享会的成功与圆满，但你们看不到的，是我曾经的焦灼与不安。

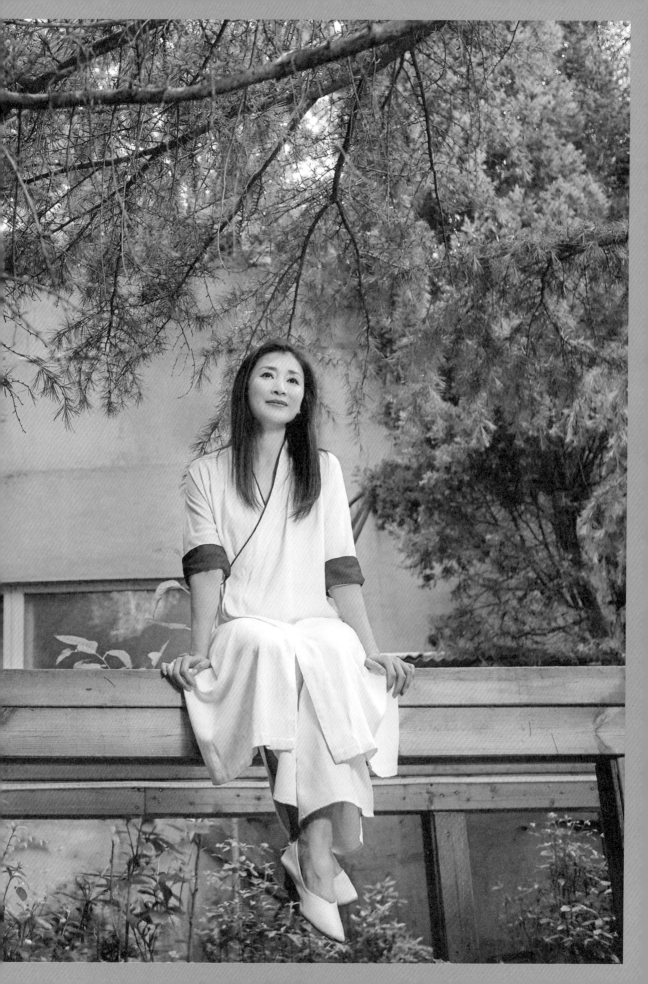

作为一个从业近二十年的职业媒体人，上台、分享我并不打怵，如果让我讲媒体、讲电视，分享专业知识，我可能头头是道信手拈来。但是，私享会让我感受到从未有过的压力，因为你们的爱、信任以及必然会随你们同来的对内容的渴望和实实在在解决问题的需求。

我把自己曾经匍匐前行在痛苦中蜕变的经历分享给大家，为的是让你们站在我的肩膀上前行，尽量少走弯路，方向更清晰，目标更坚定。

"最好的遇见，其实早在身体相遇之前已经由灵魂安排好了。"这是我最喜欢的一句话。每个人都是带着使命来到人间的。"不必仰望别人，自己亦是风景。"无论她多么平凡渺小，多么微不足道，总有一个角落会为她 保留，总有一个人需要她。这个时代，每个女性都在经历着困顿，需要应对不同的人生课题，因此，我们要惺惺相惜，抱团成长，这是私享会后，你们带给我的感悟。

地理距离上，可能我们相隔很远；心理距离上，我们就在彼此身边。这本书里记录的，是我在私享会之外的未尽之言，谨以此书，献给相逢与相知的每位姐妹。

如果你的人生是为了看遍万里山河，那就注定要与无数过客擦肩而过。希望你为爱而活，有晨钟暮鼓陪伴，累了有巢可以休憩。希望你成为那个独立自信、赤诚热情、明朗纯净；不惧衰老、不屈流年；纵经生活磨砺，归来依然笑颜的人。希望你喜欢现在的生活，有趣有盼，努力上进，让每个平凡的日子溢出欢喜。

谢谢我遇见的每一个你。

纳兰

2021.2

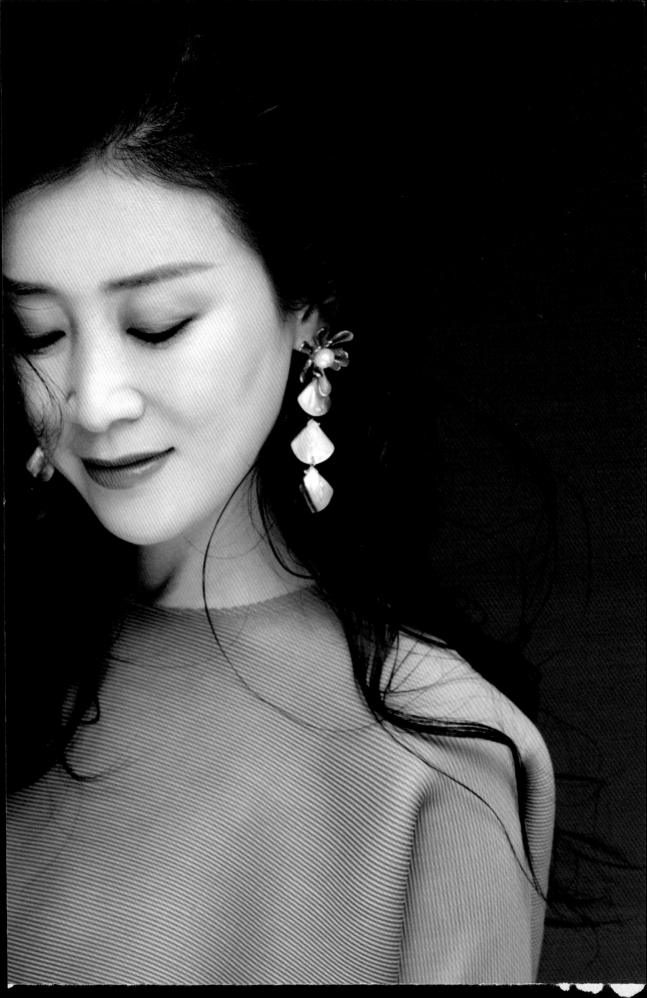

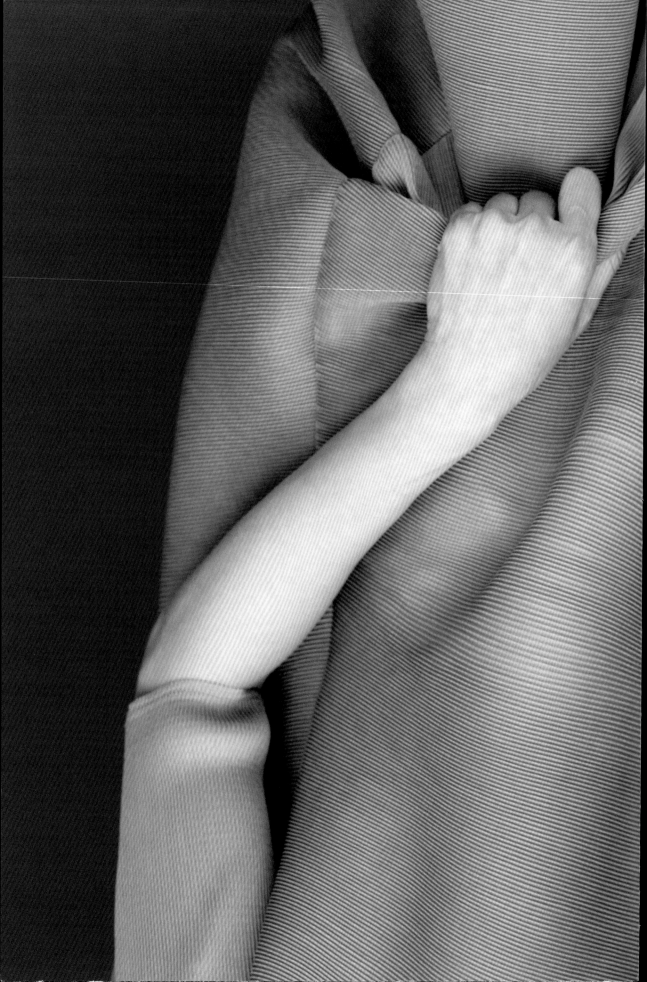